MON P'TIT CAHIER

MASSAGES POUR MON BÉBÉ

VÉRONIQUE DEILLER
OLIVIA DESPRET

ILLUSTRATIONS
LAYLA BENABID (INTÉRIEUR)
ISABELLE MAROGER (COUVERTURE)

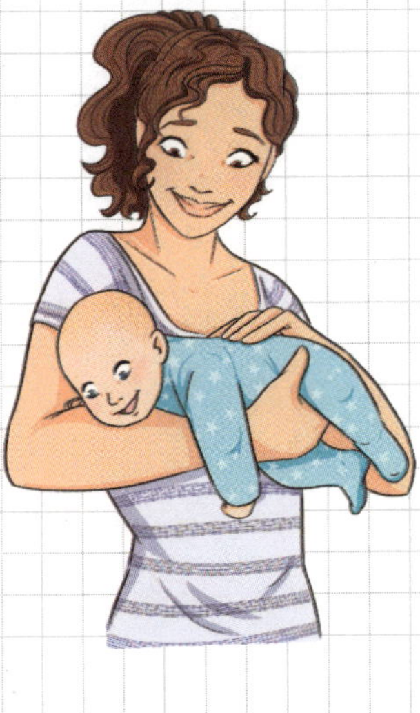

SOLAR
EDITIONS

SOMMAIRE

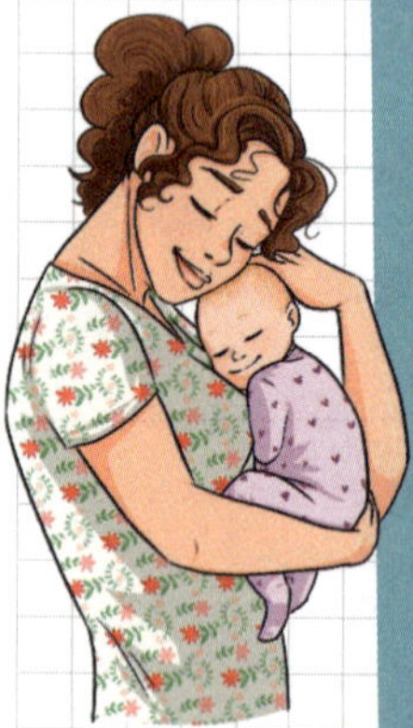

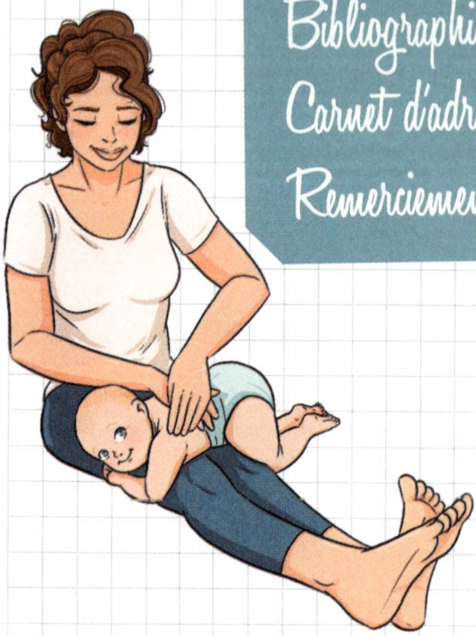

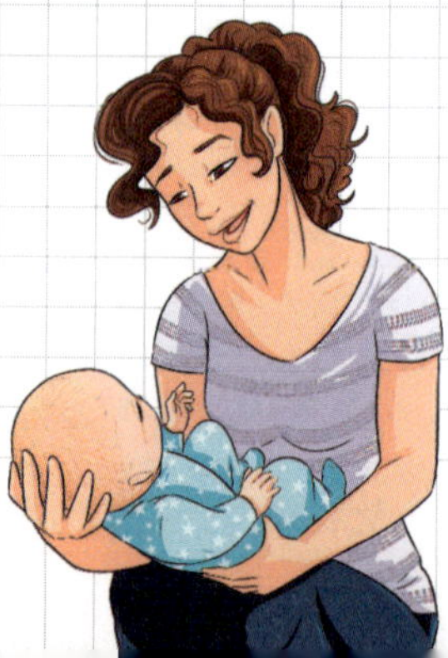

Introduction

Masser son bébé ? La première fois que vous en avez entendu parler, vous ne saviez pas trop sur quel pied danser. Après tout, vous vous sentiez plutôt en décalage avec les grandes tendances du maternage… Sans compter que vous vous disiez qu'une fois votre bébé arrivé vous auriez sûrement d'autres chats à fouetter (pas faux !). Et puis, les semaines de grossesse ont passé et vous vous êtes peut-être aperçue que, malgré votre bonne volonté, vous alliez avoir bien du mal à donner vos vêtements de future maman. Non pas que vous y teniez particulièrement, mais tous étaient constellés de bouloches à force de dorloter votre brioche. Sans même vous en apercevoir, vous aviez déjà commencé à masser votre mouflet !

Maintenant que votre petit cœur est né, vous êtes bien obligée de vous rendre à l'évidence : le toucher vous met en transe, le câliner vous fait prendre votre pied, l'embrasser vous fait planer, et tous les gestes tendres que vous pouvez lui offrir vous donnent envie de sourire. Bref, vous ne le soupçonniez pas il y a quelques mois, mais vous êtes en réalité une candidate toute désignée pour masser votre bébé !
Reste maintenant à vous lancer, et cela ne vous semble pas gagné ! Vous qui tremblez encore parfois à la simple idée de lui enfiler son body ou de changer sa couche après la tétée (pour différentes raisons, évidemment), vous n'êtes pas vraiment rassurée à la perspective de le malaxer de la tête aux pieds ! Restez zen !

Non seulement la pratique vous permettra de vous approprier la technique, mais en plus votre marmot ne se formalisera pas si vous vous emmêlez les pinceaux ! Plongez-vous dans les préparatifs, entraînez-vous aux gestes de base du massage traditionnel indien, apprenez à adapter vos effleurages à ses besoins et, vous verrez, tout se passera très bien !

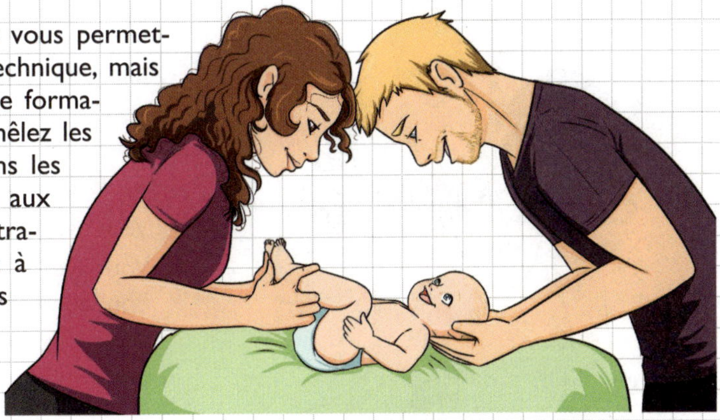

Test : quelle maman (masseuse) êtes-vous ?

Masser votre bébé ? Bien sûr que vous l'envisagez… même si vous n'êtes pas sûre que ce soit votre tasse de thé ! Rassurez-vous : malaxer, pétrir ou caresser son enfant, c'est comme l'adorer, c'est à la portée de tous les profils de mamans. La preuve en quelques questions !

Quand vous vous faites masser, c'est avant tout pour…

- Vous relaxer.
- Vous recentrer.
- Tester une nouveauté.

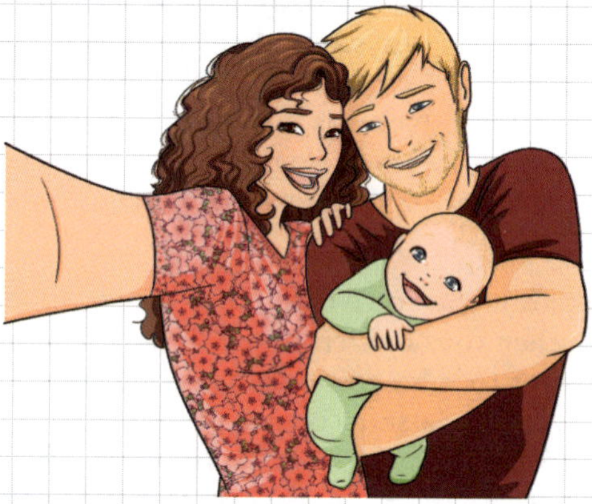

Le jour de votre accouchement, vous avez été tentée de…

- Live-tweeter l'événement.
- Dire non à la péridurale (avant de vous raviser) !
- Ressortir vos notes prises en prépa à la naissance.

Votre toute première pensée après la naissance…

- Libérée, délivrée !
- Comment vais-je pouvoir te protéger ?
- Joie, bonheur, félicité !

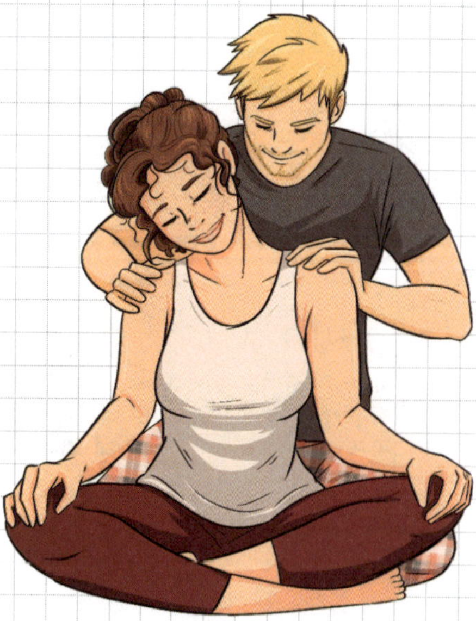

Quand la sage-femme a posé votre bébé dans vos bras…

- Vous avez repensé toutes vos priorités.
- Vous avez eu envie de partager votre bonheur avec la terre entière.
- Vous avez un peu paniqué !

La première photo de votre bébé ?

- Sa première tétée ou sa première séance de peau-à-peau.
- Un selfie de famille, pris 3 minutes après sa sortie.
- Un cliché pris par ses grands-parents. Prendre des photos, vous ? Pas le temps !

Le retour à la maison après la maternité a été…

☆ Délicieusement chaotique : vos repères étaient chamboulés, mais peu importait !

☼ Réglé comme du papier à musique : vous aviez tout organisé avant d'accoucher.

🍃 Compliquée : vous n'aviez pas imaginé que vous seriez aussi isolée.

Quel émoji vous vient en tête quand vous pensez « massage de bébé » ?

🍃 ❤️

☆ 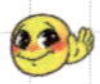

☼ 

Il pleure, il pleure… Que faites-vous ?

☼ Vous visionnez (tous) les tutos en ligne des docteurs.

🍃 Vous lancez Facebook et/ou WhatsApp et demandez conseil à vos consœurs.

☆ Vous le prenez dans vos bras pendant des heures.

Avant d'avoir un bébé, vous n'auriez jamais soupçonné que…

🍃 Les mamans formaient une telle communauté !

☼ Vous auriez tant de questions à poser !

☆ Vous seriez dotée de pouvoirs insoupçonnés (une ouïe hyper-développée, un sommeil élastique) !

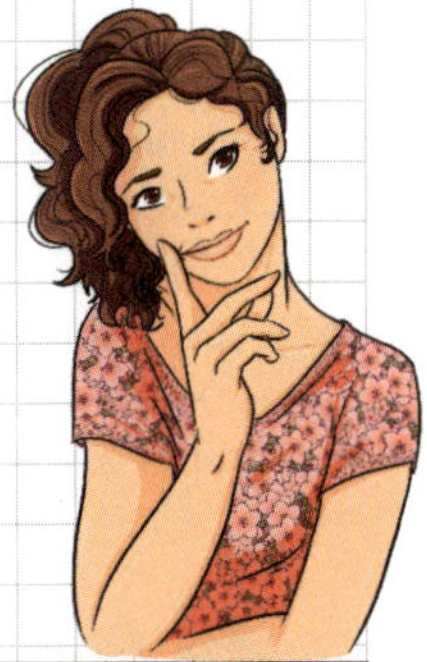

Pour vous, la spécialiste ès maternité, c'est…

☼ Laurence Pernoud

☆ Votre maman

🍃 Kim K.

Vos réponses

🍃	☆	☼
1	5	2

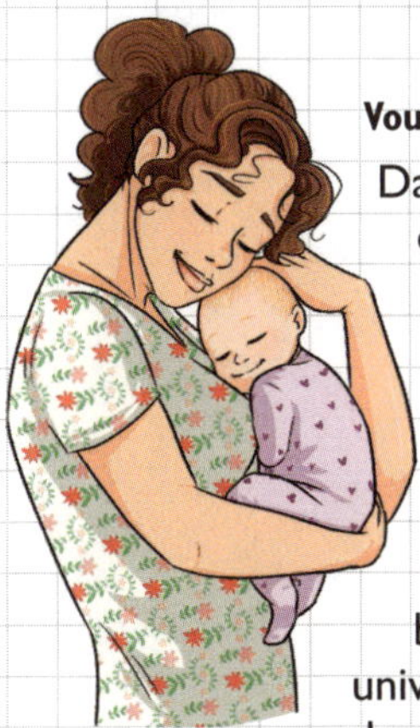

Vous avez une majorité de 🍃 : *vous êtes une momfluenceuse !*

Dans votre groupe d'amis, c'est par vous qu'arrive la tendance. Depuis que vous êtes maman, vous n'avez pas failli à votre réputation. En toute modestie, vous êtes la Zoella de la puériculture, la Cyprien(ne) de la petite enfance, l'EnjoyPhoenix des couches… Et naturellement, quand vous avez repéré vos premiers #massagebébé, vous vous êtes dit : « Ça, c'est fait pour moi ! »

Ce que le massage peut vous apporter : une nouvelle forme de partage ! Certes, au quotidien, vous êtes encore plus soudée à votre bébé qu'à votre Smartphone, mais avec le massage, c'est tout un nouvel univers de complicité qui s'offre à vous. Au programme : beaucoup de tendresse, de détente et de déconnexion ! Vous allez liker !

Vous avez une *majorité de* ✩ *: vous êtes une babysta !*

On connaissait les beautystas et les foodistas… voilà la babysta (oui, c'est vous !). Passionnée par votre tout-petit, vous semblez savoir instinctivement ce qui participe à son bonheur. Vous testez des produits, créez des recettes, inventez des jeux : votre créativité semble sans limites ! D'ailleurs, vous avez sûrement commencé à le masser, sans vous formaliser !

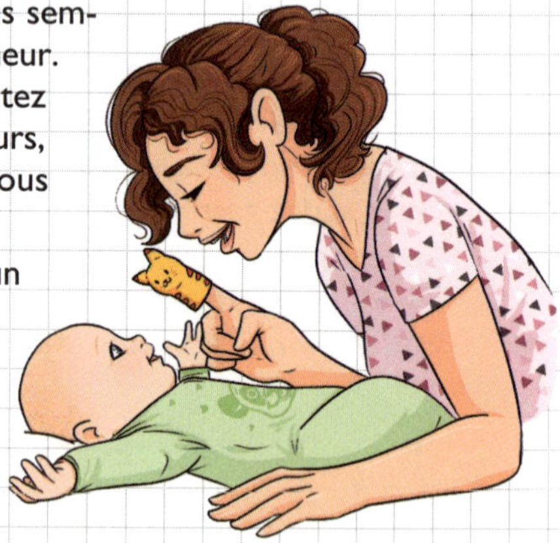

Ce que le massage peut vous apporter : un cadre pour être toujours plus bienveillante ! Attention, pas question d'aller contre vos intuitions ! Avec ses mouvements et ses routines bien calibrés, le massage sera plutôt, pour vous, une nouvelle base d'innovation maternelle, tout en donnant des repères rassurants à votre chaton.

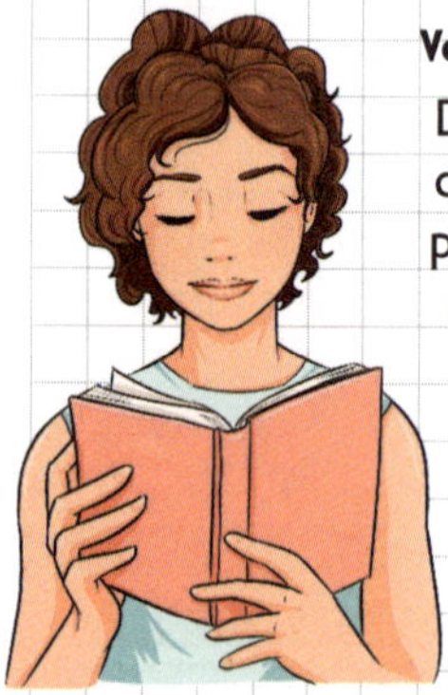

Vous avez une *majorité de* ☼ *: vous êtes une maman geek !*

Depuis que votre test de grossesse s'est révélé positif, vous n'avez pas cessé de potasser ! Tout ce qui peut être lu ou vu sur la parentalité est passé entre vos mains (ou sous votre souris) question de rassurer votre nature un brin angoissée et d'apporter le meilleur à votre bébé. Résultat : vous êtes un Wikiparent !

Ce que le massage peut vous apporter : détente et confiance ! En instaurant des temps forts rien que pour vous deux loin du stress quotidien, en vous permettant de vous concentrer sur vos sensations et d'oublier vos cogitations, le massage vous démontrera ce que tout le monde sait déjà : vous êtes une maman extraordinaire !

Chapitre 1
La peau, le massage, une histoire d'amour !

Un bouquet de fleurs de votre moitié, des nouveaux GIF sur Messenger… Il y a des choses qui n'ont pas de prix ! C'est le cas pour votre bébé aussi, qui apprécie particulièrement toutes vos petites attentions (bisous, câlins & co) et vos massages ! Pourquoi les aime-t-il tant ? L'explication est simple (ou presque). Par des gestes adaptés, le massage vient stimuler l'un des organes les plus extraordinaires de votre tout-petit : sa peau. En découlent d'innombrables bienfaits, qui lui apportent bien plus que des caresses attentionnées…

Sept infos insoupçonnées sur la peau de mon bébé !

La peau de votre bébé est bien plus sophistiquée que vous ne pourriez l'imaginer ! Certes, elle est l'organe du toucher par excellence, mais elle remplit aussi bien d'autres rôles surprenants…

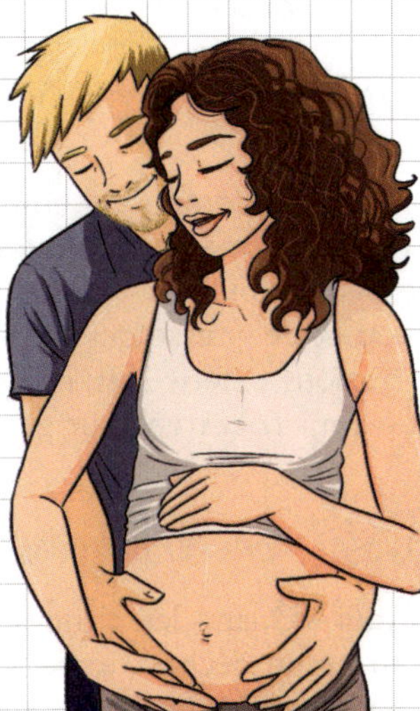

1. En matière de peau, mon bébé est suréquipé !

Si l'on met en rapport le poids et la taille de votre petit chou, la surface de sa peau est environ trois fois plus importante que la vôtre ! Trois fois plus de raisons d'y faire attention ?

2. Même pas né et déjà surdoué du toucher !

Dès la 8e semaine de la grossesse, les récepteurs sensoriels de votre bébé commencent à apparaître, faisant ainsi du toucher le premier sens à se développer. Leur mission : permettre au cerveau d'analyser les sensations liées à la douleur, à la chaleur (ou au froid) et tous les stimuli tactiles nécessaires pour apprécier le poids, la forme ou encore les dimensions d'un objet. D'ailleurs, dans votre ventre déjà, votre tout-petit profite bien de sa sensibilité en se frottant sur la paroi de votre utérus, en touchant son cordon ombilical et en profitant de vos caresses… Pas étonnant donc qu'il n'attende qu'une chose à la naissance : prolonger le plaisir !

3. C'est un grand sensible… aux extrémités !

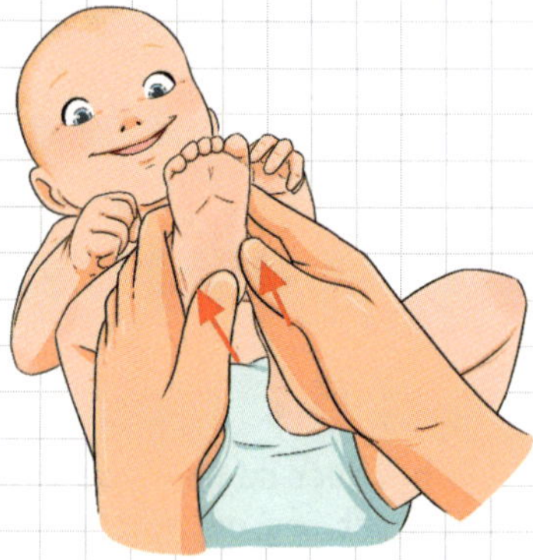

Là encore, tout commence dès la gestation ! Les récepteurs cutanés commencent à s'installer autour de sa bouche, sur la paume de ses mains et la plante de ses pieds avant de se propager au reste du corps. Ils sont d'ailleurs tellement nombreux (environ 50 par cm^2) qu'on compare la peau à un « cerveau étalé ». D'où l'intérêt de porter une attention particulière à ces zones très sensibles !

4. Sa peau fait le chaud et le froid…

Pour maintenir son corps à bonne température, votre petit champion dispose de deux atouts de choix :

- la circulation sanguine, qui provoque notamment la dilatation des vaisseaux sous la peau et vient ainsi la réchauffer ;
- la transpiration (ou la sudation), qui, notamment via les glandes sudoripares (ces petites glandes, situées sous la peau, qui sécrètent la sueur), permet de rafraîchir l'organisme.

Le hic : ces systèmes de régulation thermique ne sont fonctionnels que vers 1 an pour la circulation, et vers 2 à 3 ans pour la sudation… d'où la tendance de votre bébé à avoir vite très froid ou très chaud !

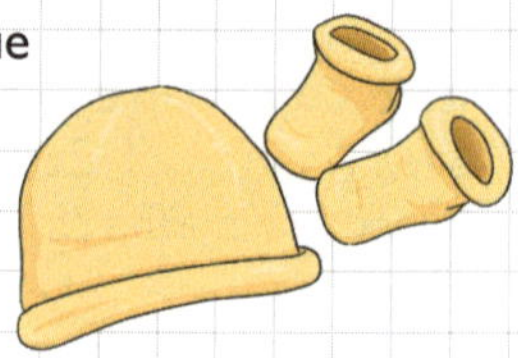

5.… et garde du corps simultanément !

Sa peau est composée (comme la vôtre) de trois couches : l'épiderme, en surface, le derme et l'hypoderme, en profondeur. Sur l'épiderme, la couche cornée est composée de cellules de peau expulsées par les couches inférieures. Avec le film hydrolipidique (une émulsion d'eau et de graisse qui recouvre l'épiderme), elle constitue le bouclier de la peau contre les agressions extérieures, et plus particulièrement les rayons du soleil, les chocs, les poussières et les microbes en tout genre !

6. Sa peau est toujours en mode détox !

Eh oui ! Quand les glandes sudoripares éliminent la sueur, elles rejettent aussi un certain nombre de déchets, comme de l'urée ou des toxines. Résultat : ses petits reins travaillent (un peu) moins !

7. On pourrait l'appeler Bob tellement sa peau éponge…

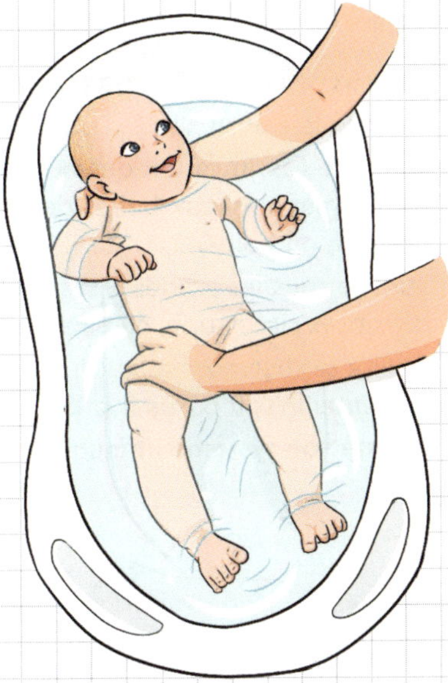

Non seulement sa couche cornée est beaucoup plus fine que la vôtre, mais, avec son réseau sanguin immature et sa bonne (petite) couche de gras (le fameux tissu adipeux), votre bébé stocke beaucoup plus facilement les produits que vous lui appliquez… qu'ils soient bons pour lui ou non ! Votre mission est donc simple : privilégiez les soins les plus naturels et les bains les moins agressifs possible. En d'autres mots : oui au bio, non au gant de toilette, trop irritant !

Le massage, c'est vraiment bon pour mon bébé (et moi) ?

Alors, oui, le massage, c'est agréable… Mais de là à l'encenser, vous dites non ! Et pourtant, le massage apporte à votre bébé plus de bienfaits que vous ne pourriez le soupçonner. Saurez-vous deviner lesquels ?

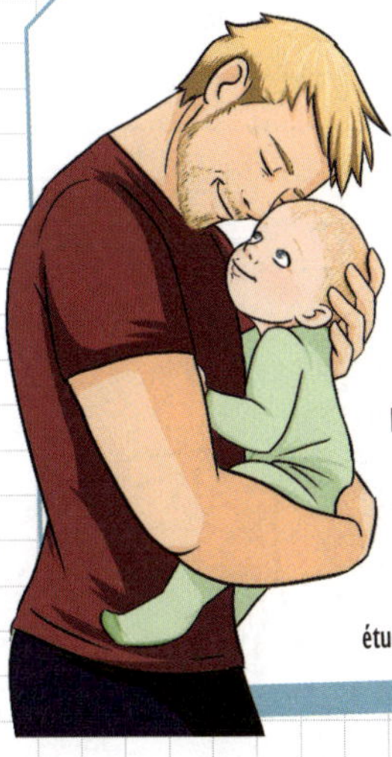

LA MAISON des MATERNELLES

Le massage, une histoire d'hormones (aussi) ! L'avis de Laurence Rameau, puéricultrice de la Maison des Maternelles

Mais pourquoi le massage fait-il autant de bien ? Un élément d'explication se trouve dans la libération d'hormones occasionnée par ce toucher si particulier. Ainsi, lors d'une séance, votre bébé va profiter d'un shoot d'endorphines, de mélatonine, de sérotonine et de dopamine (les hormones du bien-être, du sommeil, anti-douleur et anti-stress par excellence). Et ce n'est pas tout ! « La caresse du massage entraîne aussi la sécrétion d'ocytocine, l'hormone du plaisir et de l'attachement, qui fait qu'il se passe plein de belles choses lors du rituel pour le bébé et sa maman. » Sécrétée par l'hypophyse, une glande située à l'arrière du cerveau, cette hormone joue un rôle fondamental, et ce dès la grossesse. En effet, elle induit non seulement le début des contractions et donc l'accouchement, mais elle permet aussi l'éjection du lait pour que le nouveau-né puisse profiter de sa 1re tétée. Plus tard, l'ocytocine renforce non seulement le lien familial, mais elle aiderait aussi, selon certaines études (voir p. 94), à vaincre la timidité et elle faciliterait les relations sociales !

Cochez les bienfaits qui vous semblent vrais et faites les comptes !

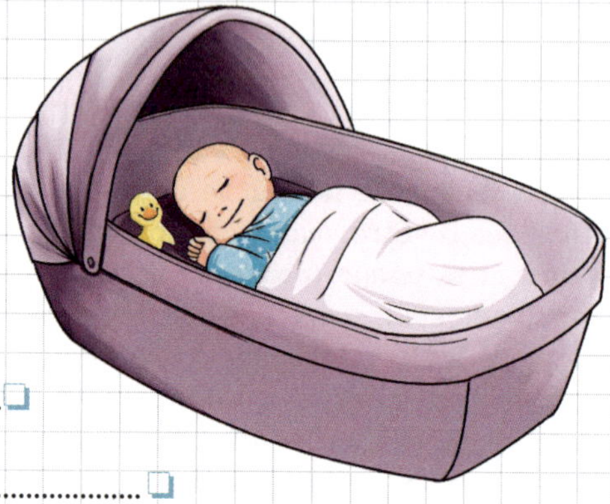

Chez votre bébé, le massage...

1. favorise le transit ❑
2. améliore l'assimilation des nutriments (et permet ainsi aux bébés de mieux prendre du poids) ❑
3. stimule tous les grands « systèmes » du corps : digestion, circulation, élimination ❑
4. facilite sa thermorégulation (la capacité de bébé à maintenir son corps à la bonne température). ❑
5. booste son système immunitaire ❑

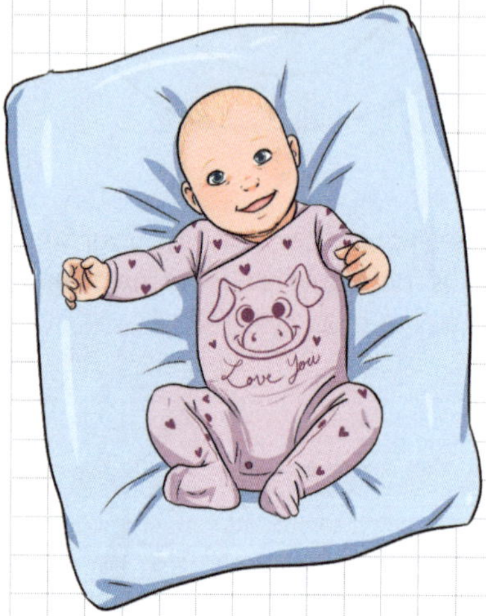

6. participe au renforcement musculaire et articulaire ❑
7. rassure, allège le stress et atténue les pleurs. ❑
8. le rend encore plus beau (et intelligent) qu'il ne l'est déjà ❑
9. développe la confiance en soi, participe à la construction de l'estime de soi ❑
10. a une influence positive sur le développement psychomoteur ❑
11. favorise une bonne conscience de son corps (ses membres, ses limites, son volume). ❑
12. l'aide à se déplier, à se détendre, notamment pendant ses premières semaines de vie. ❑
13. accompagne le sommeil (attention, indices ci-dessus !) ❑
14. apaise la douleur ❑

Chez vous, le massage...

15. apporte (aussi) de la détente ❑
16. participe à la prévention de la dépression post-partum ❑
17. aide à perdre les kilos superflus ❑
18. renforce la compétence parentale (ou du moins l'impression d'être une maman hyper-douée) ❑
19. consolide le lien parent-bébé, favorise l'attachement ❑
20. offre de merveilleux moments de communication (verbale ou non) ❑

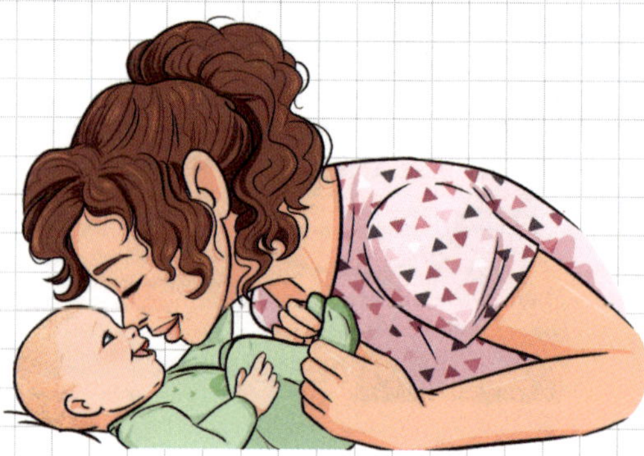

Vous avez coché toutes les cases (hors celles des questions 8 et 17, soyons réalistes) ? Vous avez maintenant autant de raison de vous lancer dans le massage !

Et le papa dans tout ça ?
Parmi les études sur les bienfaits du massage des bébés, des travaux de 2011 parus dans le *Journal of Perinatal Education* (voir p. 94) ont démontré que la pratique permettait au papa d'avoir la sensation d'être plus confiant en tant que parent, de mieux accepter son rôle et d'apporter du soutien à sa partenaire ; de plus, il contribuait au lien d'attachement et à leur état de santé général en diminuant le sentiment d'isolation et le risque de dépression !

Un massage oui, mais pas n'importe lequel !

Pas question de masser votre bébé avec les quelques gestes repérés à votre dernier rendez-vous chez l'esthéticienne ! Pour lui apporter tous les bienfaits de ce toucher si particulier, rien ne vaut le massage traditionnel indien. Associez ces quelques termes à leur définition pour tout comprendre.

1. Ayurvéda
2. Mahabhutas
3. Doshas
4. Dhatus
5. Malas
6. Agnis

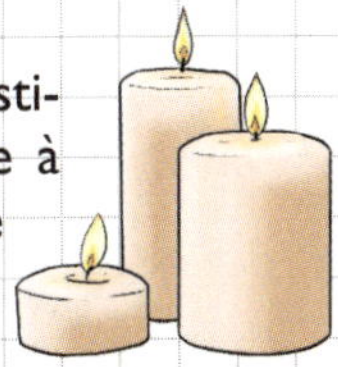

a. Signifiant « feu » en sanskrit, ce terme décrit les treize énergies qui constituent les processus de digestion et de métabolisme de l'organisme. Grâce à elles, toutes les activités vitales du corps et de l'esprit sont possibles. Bonne nouvelle : le massage traditionnel stimule justement ces énergies tout en allégeant le bébé de ses petits troubles digestifs (voir p. 53) !

b. Les selles, l'urine, la transpiration… Ces toxines doivent être éliminées, car elles ne viennent pas nourrir le corps sur les plans physique ou émotionnel. Encore une mission pour le massage, qui permet de les évacuer, qu'il s'agisse de simples déjections ou de tensions !

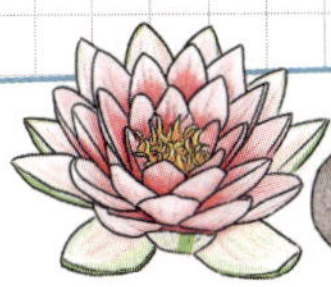

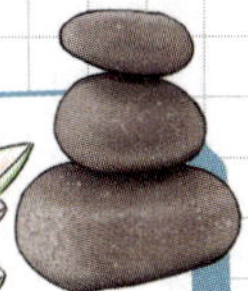

Une tradition qui veut du bien aux mamans (aussi) !
Originaire de la région du Kerala, le massage traditionnel indien est transmis de mère en fille depuis des siècles. Découverte en France grâce au docteur Frédérick Leboyer, gynécologue et ardent défenseur de la « naissance sans violence », la pratique est rebaptisée « massage Shantala », hommage à la mère indienne qui a fait connaître son art au médecin. Le Shantala, comme on l'appelle communément aujourd'hui, vise surtout à apaiser l'enfant par ses mouvements descendants. Il commence traditionnellement 28 jours après la naissance et se prolonge généralement jusque vers 2 ans. Pourquoi ne pas le faire découvrir dès la naissance ? La coutume veut que, pendant ce premier mois, tout soit mis en œuvre par la famille pour favoriser le repos et la récupération de la maman. Le bébé sera massé, oui, mais par une maman fraîche et dispose !

c. Ces humeurs fondamentales, ou forces dynamiques, sont au nombre de trois, chacune influencée par deux éléments :

- *pitta,* l'humeur de la transformation, où prédominent le feu et l'eau ;
- *vata,* l'humeur du mouvement, sous l'influence de l'éther et de l'air ;
- *kapha,* l'humeur de la structure, de la cohésion, où priment la terre et l'eau.

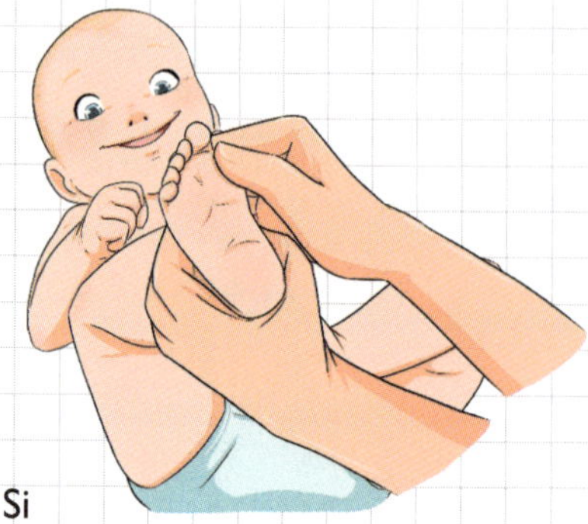

À sa naissance, chaque personne est constituée de ces trois humeurs dans différentes proportions. Transmis en partie par les parents et influencé par les conditions dans lesquelles le bébé a été conçu, cet équilibre définit sa constitution de base (*prakruti*), et donc l'état dans lequel il est en bonne santé. Si le *prakruti* est immuable, l'environnement et les émotions peuvent créer des déséquilibres dans les humeurs que le massage (entre autres) peut atténuer.

Quelle est l'humeur ayurvédique de votre bébé ?

En ayurvéda, connaître la constitution de base et l'humeur prédominante (*dosha*) du bébé permet d'adapter le massage à ses besoins en fonction de ses déséquilibres du moment. On reconnaît ainsi généralement que…

- Les gros bébés zen, ayant un sommeil super-profond et un appétit d'ogre (les bébés Cadum parfaits) ont une constitution de base *kapha.*
- Les bébés transpirant ou ayant souvent les crocs, les cheveux plutôt fins et tendance à avoir la peau rouge, sont plutôt *pitta.*
- Les bébés agités, frileux, aux extrémités souvent froides, qui se réveillent douze fois dans la nuit (sommeil léger, tendance à bouger beaucoup) sont plutôt d'humeur dominante *vata.*

Vous avez reconnu votre poussin ? N'allez pas essayer de vous transformer en *vaidya* (médecin traditionnel), pas plus qu'en pédiatre d'ailleurs ! Rappelez-vous : rien ne vaut l'avis d'un pro (voir p. 95) !

d. Dans la tradition ayurvédique, l'univers est composé de ces cinq éléments : l'éther (*akasha*), l'air (*vayu*), le feu (*agni*), l'eau (*jala*) et la terre (*prithivi*). Chacun d'entre eux se retrouve, dans des proportions différentes, dans chaque être humain et influence l'aspect physique de ce dernier, son état d'esprit, mais aussi les énergies ou les humeurs (*doshas*) qui jouent sur sa santé.

e. D'*ayur* (« élan de vie », en sanskrit) et *veda* (« connaissance »), cette médecine holistique indienne date du IIe siècle avant Jésus-Christ. Véritable philosophie de vie, elle vise non seulement le maintien en bonne santé et la guérison en cas de maladie, mais aussi la réalisation (psychique, émotionnelle) de chacun. Pour parvenir à cet état de bien-être, elle se base à la fois sur la thérapeutique, le massage, le yoga, l'hygiène de vie et la nutrition.

f. L'ayurvéda décrit 7 tissus : *rasa,* l'« énergie nourricière », *rakta,* le « sang », *mamsa,* les « muscles », *meda,* la « graisse », *asthi,* les « os », *majja,* la « moelle », et *shukra,* la « semence ». Liés entre eux, ils constituent la masse, la structure du corps humain, et sont eux aussi stimulés par le massage.

Bonnes réponses : 1e, 2d, 3c, 4f, 5b, 6a.

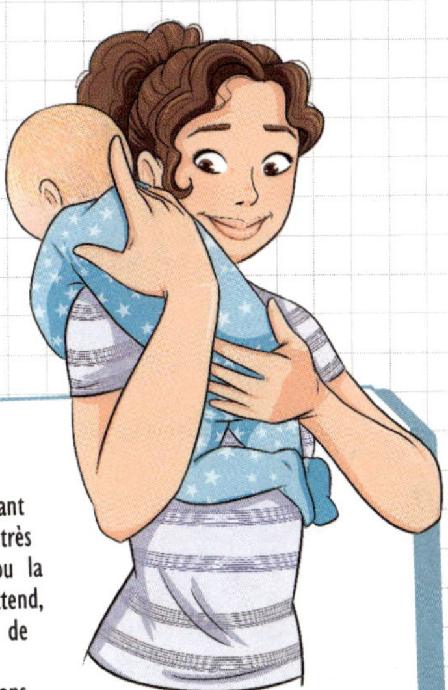

Tour du monde des massages de bébé !

Quand il s'agit de masser son bébé, il n'y a pas de frontières !

En Afrique, et notamment au Ghana ou au Nigeria, on propose aux enfants, pendant leurs quatre ou cinq premières années, un massage ultra-fortifiant… parfois même très impressionnant, avec des étirements où les enfants sont suspendus par les pieds ou la tête. La vocation de ce massage : préparer le bébé à la vie parfois difficile qui l'attend, le tonifier et le modeler selon les canons de beauté de la culture, d'où des gestes de massage différents pour les filles et les garçons.

En Chine, le massage *tui na* se décline pour les adultes comme pour les bébés. Dans la lignée de la médecine traditionnelle, il vise à rétablir l'énergie vitale, le *qi,* en associant un travail énergétique (on stimule par différents gestes les méridiens, grands points d'énergie du corps) et des règles d'hygiène de vie (sommeil, alimentation…). Rien de tel pour garder les petites choses en bonne santé !

En Suède, le massage des bébés est plutôt stimulant. Avec ses mouvements qui remontent vers le cœur, il booste la circulation sanguine et renforce le système immunitaire tout en restant très doux et apaisant, pour les petits comme les grands !

Chapitre 2

Je nous prépare au massage

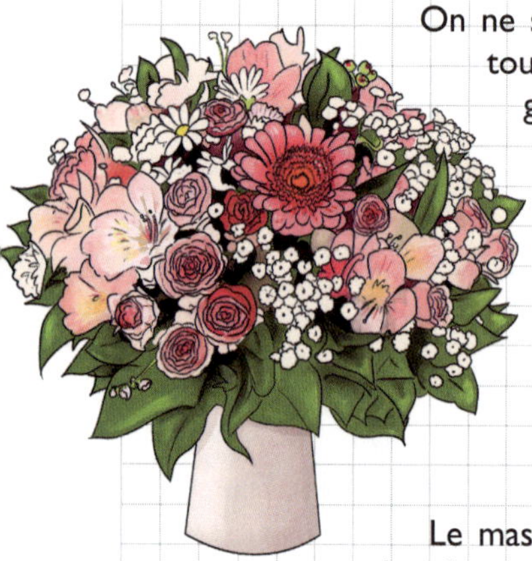

On ne se lance pas dans le massage les yeux fermés ! Le Shantala est tout un art qui requiert des préparatifs appliqués, une huile soigneusement sélectionnée, des gestes parfaits pour votre bébé et un rituel prémassage chevronné ! Ce qui devait être un bon moment avec votre mignon s'annonce soudain comme une galère sans nom ? Rassurez-vous : toutes les infos dont vous avez besoin sont répertoriées ici avec soin !

L'abécédaire de mes préparatifs

Le massage de votre bébé, un jeu d'enfant ? Oui, à condition d'avoir tout préparé pour que votre bambin et vous puissiez vraiment en profiter !

A comme ambiance

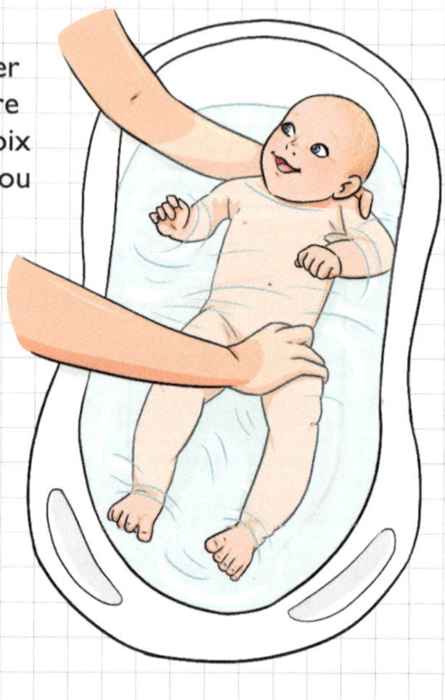

Pas la peine de reproduire un décor de Bollywood pour initier votre petit chat au Shantala ! En revanche, pour vous mettre dans l'ambiance, n'hésitez pas à donner une place de choix aux grands symboles de l'ayurvéda, comme les couleurs ou les 5 éléments.

Concrètement, cela donne quoi ? Habillez-vous dans une couleur gaie (mais pas trop flashy), disposez un vase avec des fleurs dans la pièce et lancez votre playlist spéciale massage : c'est le moment de vous évader… sans vous imposer trop de contraintes, évidemment !

B comme bain

Certes, le temps du bain est souvent un moment privilégié pour masser votre bébé, mais faut-il le malaxer avant ou après ?

Cela dépend... de votre bébé ! S'il est vraiment mini (moins de 3 mois), le bain risque de le mettre en appétit et donc de rendre le massage post-immersion un peu brouillon. Massez-le plutôt avant, d'autant que l'huile pourra protéger sa peau fragile d'une eau trop calcaire. S'il est plus grand (4 mois et plus), le bain est souvent le préliminaire d'un gros dodo. Le masser après peut donc l'aider à plonger dans les bras de Morphée !

C comme cocon, coussin

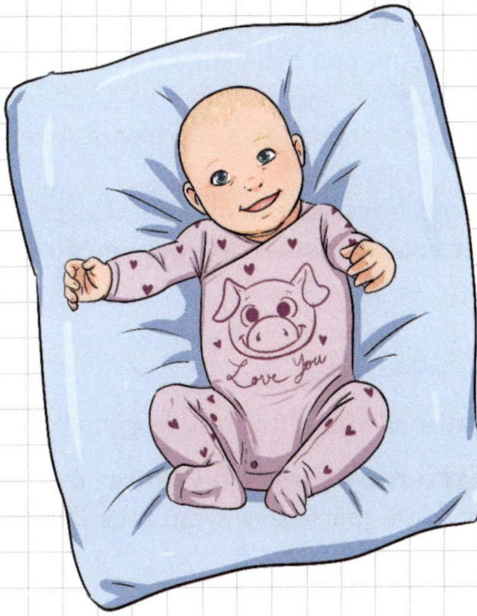

Dans son nouvel environnement (un peu trop vaste), votre nourrisson peut parfois être un peu paniqué, surtout s'il se retrouve soudain tout nu sur une table à langer ! Votre objectif : le rassurer !

Et donc ? Au cours des premières semaines, installez votre bébé dans un cocon, un coussin d'allaitement, ou sur un gros coussin bien profond pour conserver l'effet « regroupé » qui l'apaise. Si vous avez vraiment envie d'investir, installez une peau d'agneau sous sa serviette pour le garder bien au chaud !

D comme durée

Vous aimeriez prolonger le plaisir ? Attention, votre petit chou est bien moins endurant que vous !

Alors, je fais quoi ? Un massage de 5 minutes pour commencer avec votre nouveau-né, puis augmentez doucement la durée au fil des semaines pour atteindre une dizaine de minutes vers 6-7 mois, et 15-20 minutes vers 1 an.

H comme huile

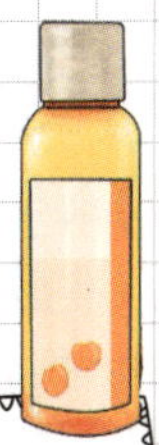

On ne plaisante pas avec la peau des bébés ! Votre huile doit donc être végétale (de sésame, de noyau d'abricot... voir p. 18-19-20), bio, sans pesticides, sans additifs, sans conservateurs et sans parfum, et avoir été testée avant d'être utilisée pour le massage !

Sans oublier... Pas d'huiles essentielles chez les nouveau-nés ! Certes, elles participent à l'ambiance feutrée, mais elles sont si concentrées qu'elles peuvent être irritantes et incommoder votre petit bout par leur parfum !

Attention aux réactions cutanées !
Même si les huiles végétales sont a priori sans risques d'allergie, veillez à faire un « patch test ». De 24 à 48 heures avant votre rituel, appliquez un peu d'huile dans le creux du coude de votre bébé. Aucune réaction ? C'est tout bon !

I comme installation

Où vaut-il mieux le masser ? En réalité, c'est comme vous le souhaitez… à condition de trouver un juste équilibre entre sécurité, praticité et plaisir !

Et donc ?

- Vous êtes tentée par la table à langer, par votre lit ? Pas de problème tant que vous gardez toujours une main sur lui.
- Vous êtes une puriste ? La tradition ayurvédique veut que le bébé soit installé au sol ou sur les jambes de ses parents. Attention donc à lui prévoir un bon coussin et à éviter les courants d'air !
- Vous travaillez à la maison ? Évitez le bureau ! Le massage doit être un moment de sérénité, et vous ne devez pas vous retrouver avec votre to-do list sous le nez !

J comme jonc

Égratigner votre mignon, le gêner avec vos « décorations »… Évidemment, c'est non !

Votre mot d'ordre : retirez tous vos bijoux (bagues, bracelets) et vérifiez que vos ongles sont bien courts avant de vous lancer !

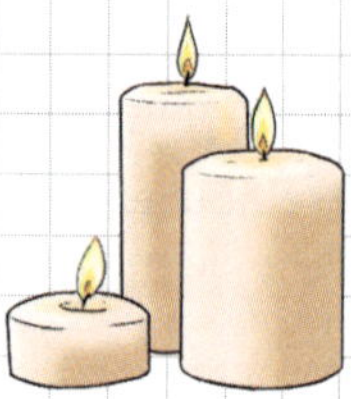

L comme lumière

Vous n'iriez pas vous faire masser sous les néons lugubres de votre open space de bureau ? Votre bébé non plus !

Pas question d'oublier… de fermer les rideaux, d'allumer une petite bougie (non parfumée) et d'éteindre le plafonnier, qui capte l'attention de votre petit chou et l'empêche de se reposer.

M comme mains

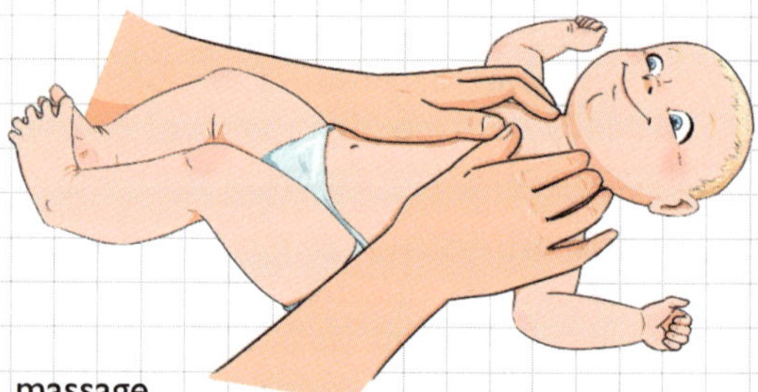

C'est presque un affront de le préciser, mais, comme pour tous les soins, attention à l'hygiène de vos mains ! Et pas question de réchauffer vos doigts gelés sur votre tout-petit, encore mal « thermostaté » !

Concrètement, cela donne quoi ? Avant le massage, lavez-vous soigneusement les mains à l'eau chaude ; vous pouvez même les poser quelques instants sur le radiateur. Versez ensuite quelques gouttes d'huile dans votre paume et frottez vigoureusement vos mains l'une contre l'autre pour activer la circulation !

N comme nécessaire

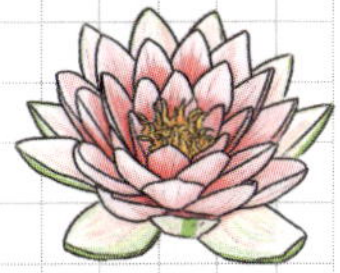

Pendant ces quelques minutes de fusion maman-bébé, vous devez toujours être à ses côtés, d'où l'importance d'avoir tout ce dont vous avez besoin sous la main.

À prévoir :

- un grand lange, une couverture pour éviter les coups de froid ;
- une serviette de rechange et une couche en cas « d'accident pipi » ;
- un change d'habits ;
- l'huile de massage ;
- un verre d'eau, un paquet de mouchoirs et un élastique à cheveux, pour être, vous aussi, équipée !

P comme planning

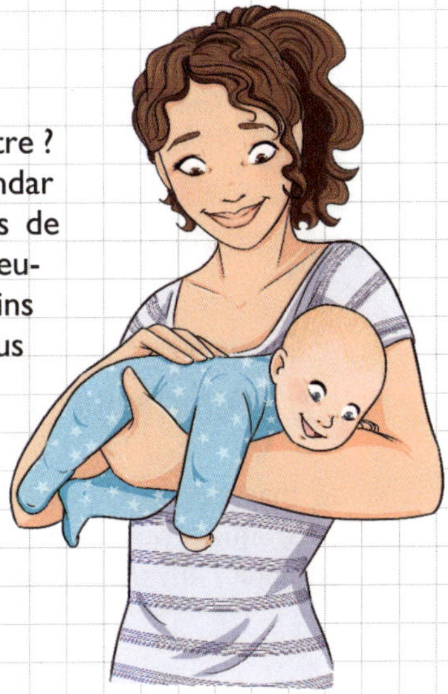

Vous et votre poussin avez un emploi du temps de ministre ? Inutile de mettre une alerte dans votre Google Calendar pour prévoir le massage ! Et pour cause : il n'y a pas de moment M (comme magique) pour le masser ! Veillez seulement à prévoir le massage à l'écart des repas (au moins 1 heure après) et à un moment où vous êtes zen tous les deux… autant que faire se peut !

Et maintenant ?

- Vous êtes encore en congé maternité ? Prévoyez le massage après une sieste, pour un réveil tout en douceur.
- Vous avez recommencé à travailler ? Le bain est souvent un moment de calme particulièrement apprécié !

S comme signes (de faim, de fatigue)

Au moment du massage, c'est certes l'adulte qui propose, mais le bébé qui dispose ! Il n'est pas opé ? Tant pis si vous avez tout préparé (ou déjà commencé), vous retenterez un autre jour !

Donc, surveillez… les signes qui sont une évidence : il braille, il bâille, il s'agite comme une petite puce… Toutefois, dans certains cas, les indices sont plus subtils. Il suçote vigoureusement ses mains ? Il a sûrement faim ! Il est tout petit et plongé dans une sorte de léthargie ? Il a plutôt besoin d'être mis au lit !

T comme température

On vous l'a forcément martelé à la maternité : les premiers mois, les bébés ont du mal à réguler leur température corporelle. Résultat, ils ont rapidement froid !

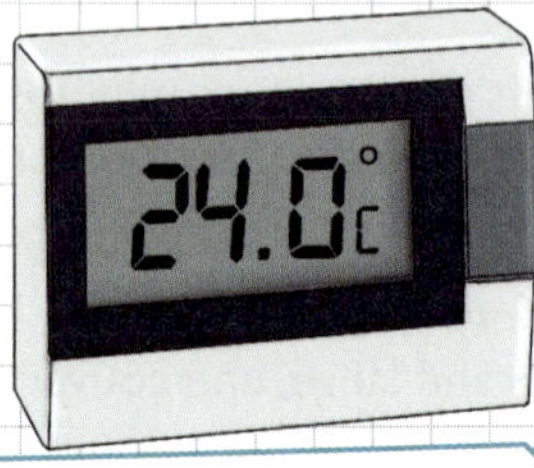

Concrètement, cela donne quoi ? Une pièce bien chauffée, entre 23 et 25 °C pour le massage et la toilette !

Votre playlist zen spécial massage

Dans vos playlists, on trouve de tout : running, soirée, feel-good… mais côté détente, rien ! C'est le moment de changer tout cela avec ces quelques titres pour vous mettre dans le mood du massage.

- *For Children Who Are Afraid of Storms*, Eliote And The Ritournelles
- *Lily's Knight*, My Lady's House
- *Heartbeats*, José González
- *New Soul*, Yael Naïm
- *Little Panda Bear*, Kimya Dawson
- *Just You And Me*, Zee Avi
- *Honey Bee*, Zee Avi
- *Colors of the Wind*, Zee Avi
- *Dream a Little Dream of Me*, Zee Avi
- *Il fait dimanche*, Henri Salvador
- *La tendresse*, Domitille et Amaury
- *Purnamadah*, Shantala
- *Enchantment*, Lily Frost
- *Chupee*, Cocoon

Écoutez aussi la playlist sur Deezer : http://www.deezer.com/fr/playlist/4059110302.

Une huile pour mon bébé… et pour moi !

Une huile de massage pour votre bébé, c'est bien. Une huile que vous pouvez lui piquer, c'est encore mieux ! Inventaire de ces soins à partager !

1. L'huile de sésame

Elle est parfaite pour votre bébé, car elle est fluide, riche en sels minéraux et en vitamines. Son petit plus : un parfum très gourmand !

Elle est top pour vous, car elle calme les irritations et aide à la cicatrisation. À appliquer en prévention des vergetures ou sur un vilain bouton d'acné !

LA MAISON des MATERNELLES

Quelle huile pour mon bébé ? Les conseils de Laurence Rameau, puéricultrice de la Maison des Maternelles

« Le plus intéressant est de choisir une huile végétale biologique, idéalement de première pression à froid pour en conserver tous les bienfaits. De plus, n'oubliez pas qu'un bébé a une peau très fine. Les produits dont vous l'enduisez vont donc être très facilement absorbés. Si vous achetez des huiles vendues dans le commerce, il est important de vérifier leur composition avant utilisation. »

À éviter : tous les produits comportant des parabènes (libellés E214 à E217, ou ayant un suffixe en « paraben »), de la méthylisothiazolinone (MIT), du phénoxyéthanol ou encore des parfums.

2. L'huile de noyau d'abricot

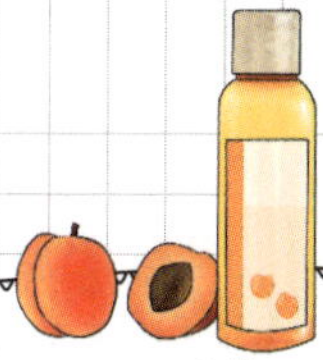

Elle est parfaite pour votre bébé, car elle est adoucissante, nourrissante, revitalisante et cicatrisante. Idéale pour le massage, elle peut aussi remplacer de l'huile d'olive dans votre liniment oléo-calcaire maison.

Et si je faisais mon liniment ?
À l'aide d'un mixeur plongeant, mélangez 250 ml d'huile d'olive (ou de noyau d'abricot) et 250 ml d'eau de chaux (disponible en pharmacie). Conservez dans un pot opaque, agitez bien avant le change et appliquez sur ses petites fesses à l'aide d'un coton !

Elle est top pour vous en démaquillant ou en soin hydratant bonne mine !

3. L'huile de jojoba

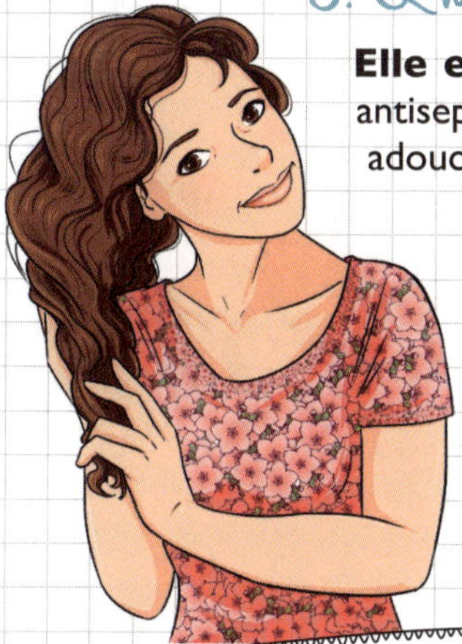

Elle est parfaite pour votre bébé, car elle a des propriétés antiseptiques, elle est riche en vitamine E, elle protège, assouplit et adoucit les peaux sensibles !

Elle est top pour vous en soin de jour si vous avez la peau mixte, ou en huile apaisante pour le corps (associée à quelques gouttes d'huile essentielle de lavande fine).

4. L'huile d'olive

Elle est parfaite pour votre bébé, car elle est nourrissante, elle protège et elle fortifie la peau !

Elle est top pour vous si vous avez les cheveux ternes ou colorés (en application sur les longueurs et les pointes), ou la peau irritée, notamment en cas de gerçures ou d'engelures.

L'astuce en plus
En ayurvéda, l'huile de massage s'adapte à la saison ! N'hésitez pas à masser votre poupon avec une huile qui réchauffe (sésame, olive) en hiver et un soin rafraîchissant (huile de coco) en été !

5. L'huile de cameline

Elle est parfaite pour votre bébé, car elle est très légère, riche en oméga-3 et 6, et en phytostérols. Elle permet donc de lutter contre les inflammations et de réparer la peau. C'est l'idéal si votre petit chat a de l'eczéma !

Elle est top pour vous en démaquillant ! Il vous reste de l'eau de chaux ? Mélangez-la à parts égales avec l'huile de cameline !

LA MAISON des MATERNELLES

Ma recette d'huile de massage
À prévoir
- un flacon à pompe de 30 ml ;
- 10 ml de macérât huileux de calendula ;
- des huiles végétales de cameline et d'olive.

La recette
Versez le macérât dans le flacon. Ajoutez ensuite l'huile de cameline jusqu'à remplir un tiers du volume restant, puis finissez avec de l'huile d'olive jusqu'en haut du flacon. Refermez, mélangez bien et le tour est joué ! Conservez dans un endroit sec, à l'abri de la lumière, pas plus de 6 mois.

6. L'huile d'argan

Elle est parfaite pour votre bébé, car elle est riche en vitamines A et E, en oméga-3, 6 et 9. Elle adoucit, nourrit, protège et régénère sa peau.

Elle est top pour vous si vous avez les cheveux secs (en masque avec quelques gouttes d'huile essentielle d'ylang-ylang), ou pour votre homme, à la place de sa mousse à raser !

7. L'huile d'amande douce

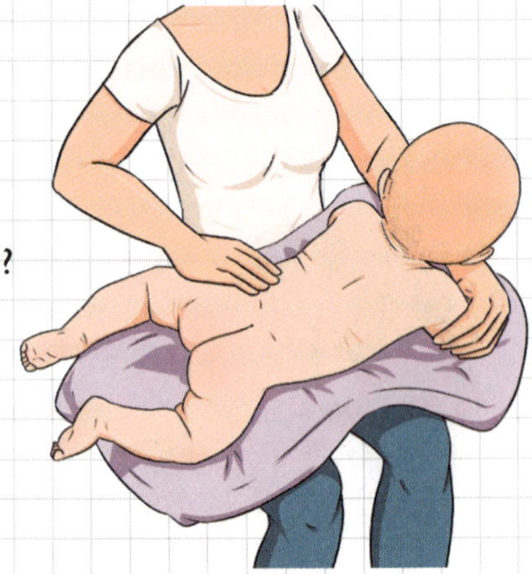

Elle est parfaite pour votre bébé, car elle est nourrissante et protectrice, et calme aussi les irritations cutanées. Il a une peau atopique, des croûtes de lait ? C'est le bon soin !

Elle est top pour vous en soin hydratant au sortir de la douche ou en démêlant pour les cheveux longs !

À ne pas oublier

Les huiles de noisette, de calendula, de germe de blé, de chanvre ou d'avocat sont également recommandées et vous permettent de varier les plaisirs !

Quel rituel de massage, à quel âge ?

On ne masse pas son poussin de la même manière à la naissance et quand il a pris de l'aisance. Quelques pistes pour adapter vos gestes à son stade d'éveil et de développement !

Entre 0 et 2 mois…

Votre bébé a besoin… d'être rassuré et contenu ! Il vient de passer d'un cocon parfaitement chauffé (votre ventre) à un no man's land gelé (la maison) ! Ajoutez à cela les suites de l'accouchement, ses sens balbutiants (il ne voit pas à 50 cm), un quotidien plein d'ajustements… Pas étonnant qu'il soit fatigué et stressé !

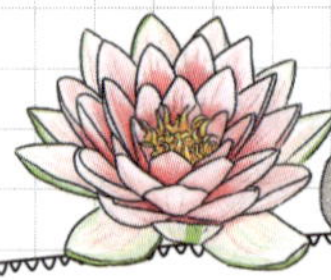

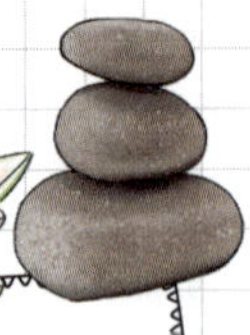

Le rituel idéal pour son âge
(voir p. 29 pour les pas à pas)
- Les grands lissages.
- Les pressions sur les bras et les jambes.
- Le massage de la tête, des mains et des pieds.

Votre to-do list

- Optez pour un massage ultra-court (5 minutes).
- Installez-le sur un coussin d'allaitement ou sur vos jambes pour qu'il soit apaisé.
- Évitez les étirements ; privilégiez le toucher contenant pour le regrouper.
- Chauffez bien la pièce : 24 °C ou plus.

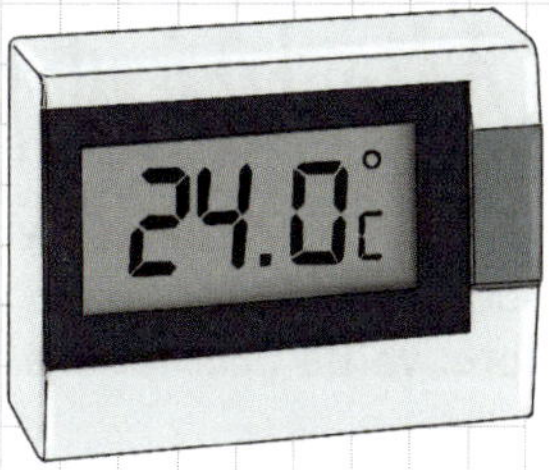

De ses 3 mois à son 1er déplacement...

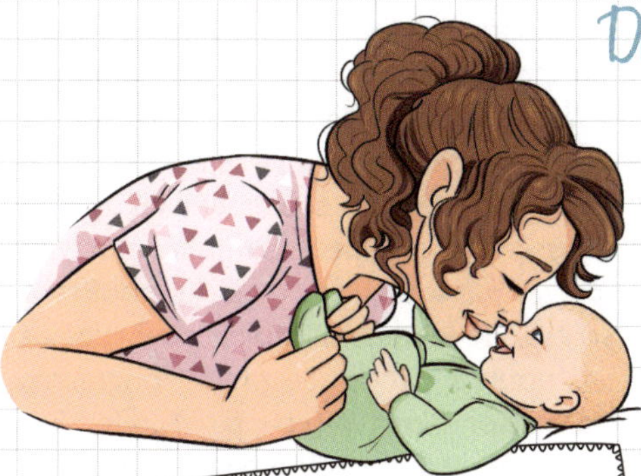

Votre bébé a besoin... d'être stimulé dans son développement psychomoteur. C'est donc le moment idéal pour bien le masser. L'objectif ? Harmoniser son tonus, l'aider à prendre conscience de son corps et l'accompagner dans une étape-clé : le retournement.

Le rituel idéal pour son âge
Tentez toute la routine Shantala, sans négliger les étirements. Il en raffole !

Votre to-do list

- Allongez le massage à 10-15 minutes, s'il est d'accord !
- Évitez toute contrainte : s'il râle, passez à la zone suivante.
- Communiquez (encore plus) pour l'encourager à babiller.

Il est (presque) grand !

Votre bébé a besoin... d'autonomie. Dès qu'il déplace seul, sa priorité n'est plus les moments câlins avec maman, mais l'exploration de son environnement ! Veillez à vous adapter !

Votre to-do list

- Fragmentez le massage ! Il veut être assis ? Massez-lui la tête et le dos. Il ne tient que quelques minutes allongé ? Privilégiez les jambes et les pieds !
- Introduisez des moments de massage tout au long de la journée !

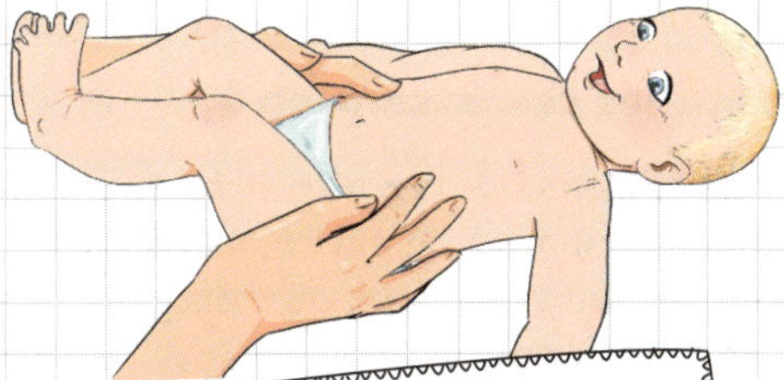

Le rituel idéal pour son âge
La réflexo au coucher, le massage du ventre lors du change... ce que vous pouvez tant qu'il est prêt à l'accepter !

Mon bébé est prématuré : je peux le masser ?

Il a l'air si fragile que vous n'osez (presque) pas le toucher. Et pourtant, s'il y a un bébé qui doit être massé, c'est bien un petit chou prématuré… À condition, évidemment, de faire preuve de précautions et d'attention !

Je n'hésite pas une seconde !

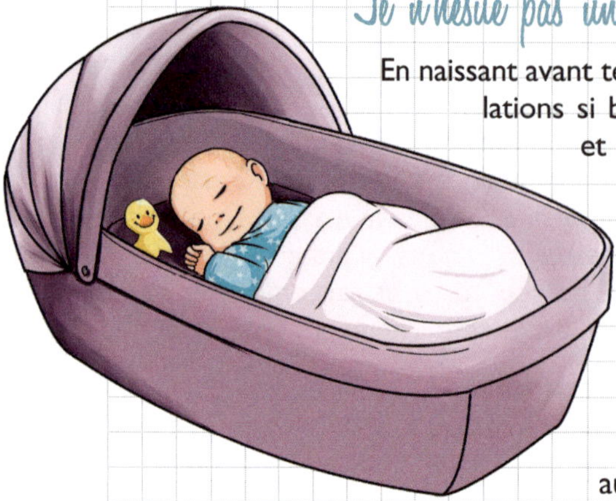

En naissant avant terme, les petits prématurés tendent à perdre les stimulations si bénéfiques à leur croissance et à leur développement, et c'est justement là que le massage fait des miracles. La preuve ? Selon une étude parue en 2014 dans la revue *Neurophysiologie Clinique,* non seulement les préma massés grandissent et prennent du poids plus vite que ceux privés de caresses, mais ils souffrent moins du stress, développent moins de maladies cutanées, sont nourris par sonde moins longtemps et rentrent à la maison plus tôt (voir p. 94). De plus, le massage favorise le lien d'attachement, et permet aux parents de déculpabiliser et de prendre confiance.

Je prends des précautions !

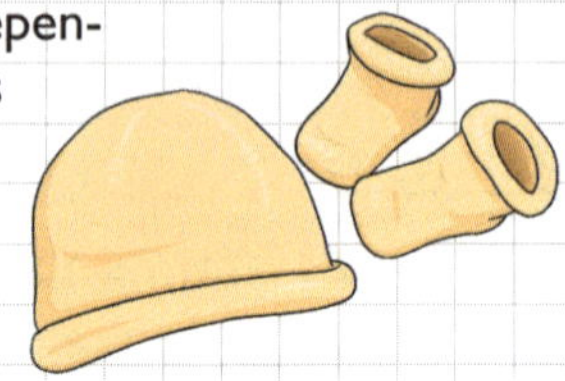

Chez les petits nés trop tôt, pas de place pour l'impro ! Vos gestes dépendront naturellement de la forme de votre tout-petit, mais aussi des pratiques du service de néonatologie dans lequel il est accueilli. Vous êtes tentée de masser votre bébé ? N'hésitez pas à en informer l'équipe qui le suit afin qu'elle puisse vous accompagner !

Dans tous les cas, attention à…

→ **Ne pas le masser trop longtemps !** Les préma sont ultra-fatigables et soumis à un environnement très stressant. Pour commencer, vous ne lui offrirez peut-être que deux ou trois gestes de toucher contenant, mais cela sera déjà hyper-rassurant pour lui !

→ **Ne pas lui causer de désagrément !** Contrairement aux bébés nés à terme, les prématurés ont souvent une hypersensibilité cutanée qui rend les effleurages insupportables. À vous de trouver le bon équilibre entre fermeté et douceur… avec l'aide des puéricultrices et des infirmières, bien sûr !

→ **Choisir votre huile avec prudence !** Sa petite peau étant très fragile, pas question de le masser avec un produit potentiellement irritant. Abordez, là encore, la question avec votre praticien, qui vous conseillera peut-être une simple huile de tournesol !

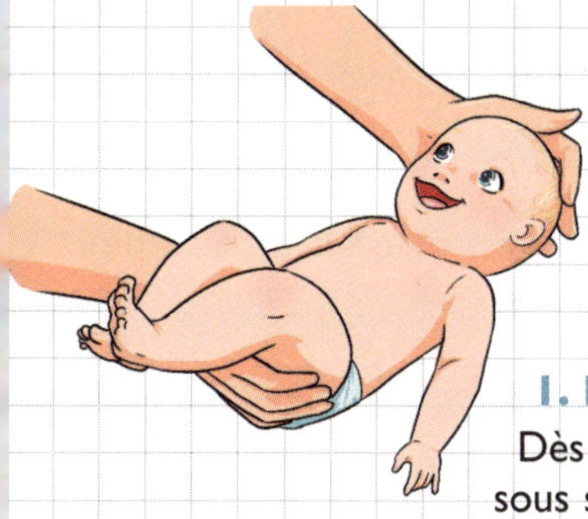

J'écoute, je m'adapte et j'adopte les bons gestes !

Vous avez peur de mal vous y prendre ? Rassurez-vous : non seulement vous êtes accompagnée par des pros, mais votre bébé à tout à gagner de vos petites attentions tactiles ! Vous avez le go des médecins ? Tentez…

1. Le toucher contenant

Dès que possible ; posez délicatement une main sur son crâne, l'autre sous sa base, et exercez une très légère pression pour le rassembler.

2. Les pressions

Une fois votre petit bout sorti de la couveuse, stable et prêt à recevoir le massage, commencez par envelopper sa tête en douceur avec vos deux mains, puis descendez vers ses pieds en réalisant des petites pressions symétriques sur ses épaules, ses bras et ses jambes (voir p. 38). S'il semble réceptif, finissez votre rituel en lui massant les mains et les pieds par de tout petits gestes circulaires (voir p. 42 et 45) pour l'aider à se décrisper.

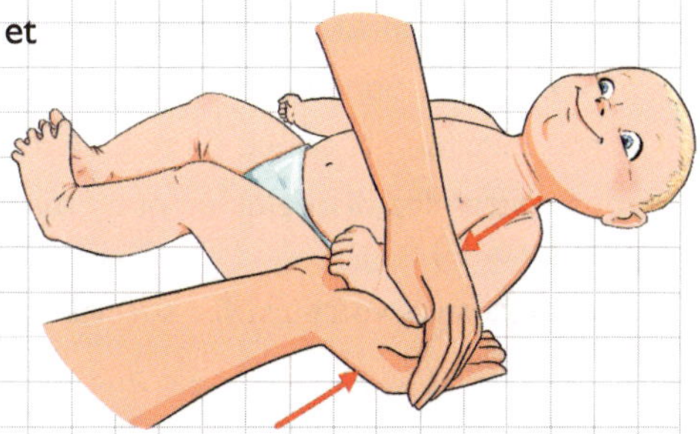

3. Les lissages

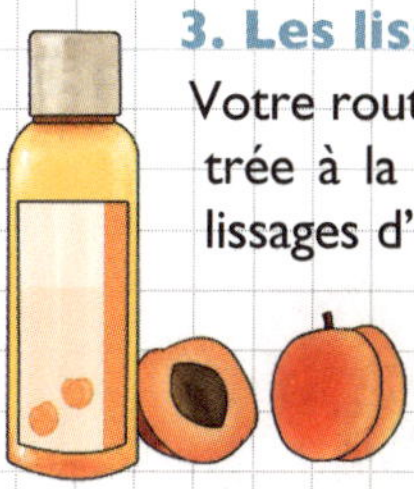

Votre routine est bien rodée ? Vous êtes rentrée à la maison ? Introduisez les grands lissages d'introduction au massage (voir p. 29), puis passez très progressivement (si vous le souhaitez) au rituel Shantala dans son intégralité !

L'astuce d'Olivia, psychomotricienne
Les bébés prématurés ont souvent des problèmes de transit qui peuvent être améliorés par la réflexologie (voir p. 53). N'hésitez pas à en parler à l'équipe, et à garder la main très légère !

Le témoignage d'Anissa, 27 ans
Gabriel est né à 27 SA… Grand prématuré, il a été relié à une machine pour l'aider à respirer pendant plusieurs semaines. Pour moi, c'était le blocage complet : je n'arrivais pas à le toucher. Puis, au fil des jours, nous avons pris nos repères, nos habitudes. Moins angoissée, j'ai fini par accepter de « regrouper » Gabi, puis de faire du peau-à-peau. Quand son état s'est amélioré, le personnel nous a encouragés à continuer avec des petits gestes de massage très contenants. Nous ne sommes rentrés à la maison qu'après plusieurs semaines, mais ces rituels nous ont aidés à créer notre bulle à l'hôpital et à être une famille malgré tout.

Trois règles d'or pour me mettre en condition

Masser votre bébé ? Facile ! En revanche, le masser en étant zen et en vous dépêtrant de votre charge mentale (to-do list extensible et frigo archi-vide), c'est une autre paire de manches… Et pourtant, c'est INDISPENSABLE !

Règle 1 : je me déconnecte

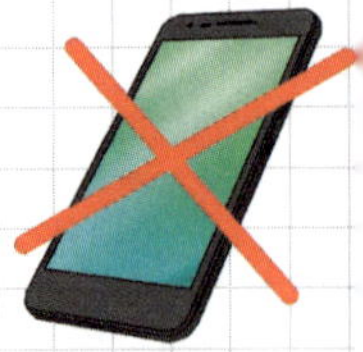

Si vous amenez les soucis du quotidien dans la salle de bains, le massage ne peut pas vraiment faire du bien à votre bambin… d'où l'importance de déconnecter !

Avant de vous lancer, vérifiez que :

→ vous êtes de bonne humeur (ou du moins pas massacrante) ;

→ votre portable est coupé (la télé et la radio éteintes, et la tablette rangée) ;

→ vous n'attendez ni quelqu'un ni un mail (ni un retweet, ni un commentaire à votre dernier post Insta…) ;

→ vous avez lancé votre playlist spécial massage (voir p. 18) ou vous vous êtes mise au calme !

Règle 2 : je me détends

Deuxième étape de votre préparation (presque physique) au massage : la relaxation. Pour relâcher la pression, détendre tout le haut du corps et relancer la circulation dans les bras, réalisez le petit programme suivant… systématiquement !

1. **Pour détendre la nuque,** placez-vous debout, pieds bien ancrés au sol si vous massez votre bébé sur la table à langer, ou assise, face à lui, si vous comptez le masser sur le plancher. Relâchez la tête en avant, sur la droite, en arrière, puis sur la gauche.
2. **Pour apaiser les tensions dans le haut du dos,** réalisez des cercles avec chaque épaule de l'arrière vers l'avant, puis dans l'autre sens.
3. **Pour relâcher les bras,** inspirez-vous du yoga ! Toujours dans la même position de départ (ou assise en tailleur), écartez les bras en croix à hauteur de vos épaules. En inspirant, joignez vos mains paume contre paume au-dessus de votre tête. En expirant, ramenez vos mains jointes devant vous, en position de prière (dite du *pranamasana*).
4. **Pour vous (r)échauffer,** finissez par quelques mouvements d'automassage des bras et des mains.

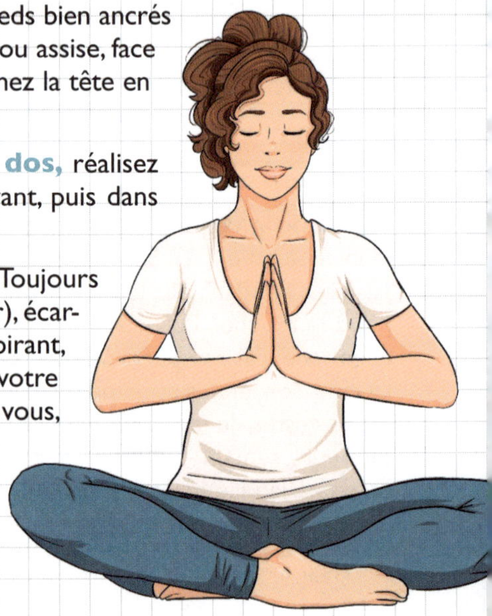

Règle 3 : je me mets en position

Même si le massage ne dure que 5, 10, voire 15 minutes, il est non seulement important que vous soyez à l'aise, mais aussi que vous pensiez à préserver votre dos… d'où l'intérêt de bien vous installer !

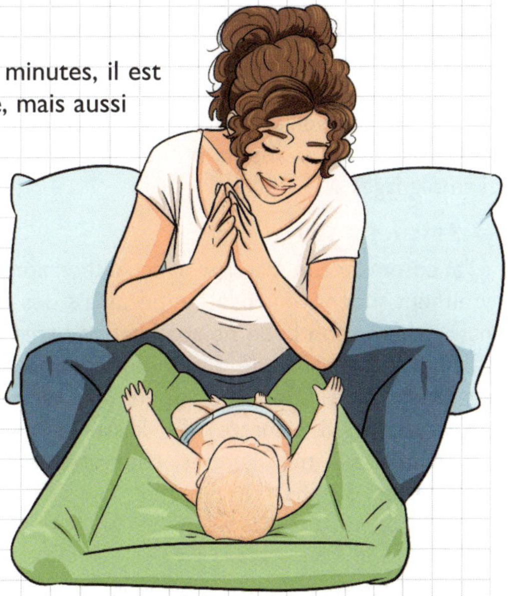

Si vous massez votre bébé en hauteur (sur sa table à langer, la table du salon), vous n'avez pas vraiment plusieurs options. Tenez-vous debout à l'extrémité de la table et vérifiez simplement que celui-ci n'est pas trop bas, pour éviter de sursolliciter votre nuque et vos épaules.

Si vous massez votre petit bout par terre ou sur un lit, le choix est plus complexe. Votre mot d'ordre : trouver la position de départ qui vous convient le mieux… et en changer au moindre inconfort.

Option 1 : le tailleur

Installez le plan à langer de votre bébé et placez-vous face à lui, chevilles croisées et genoux en ouverture. Pour vous aider à maintenir votre dos droit, n'hésitez pas à glisser une serviette repliée ou un petit coussin sous vos fesses.

Option 2 : les jambes à l'écart

Installez-vous au bout du matelas (toujours sur votre coussin qui fait du bien), jambes placées de part et d'autre de votre bébé. Vous n'êtes pas très souple ? Gardez une jambe repliée et une jambe à l'écart, puis alternez dès que vous en ressentez le besoin !

Option 3 : à genoux

Toujours face au matelas à langer, asseyez-vous tout simplement sur vos talons, en plaçant, pour plus de confort, votre coussin entre vos fesses et vos pieds.

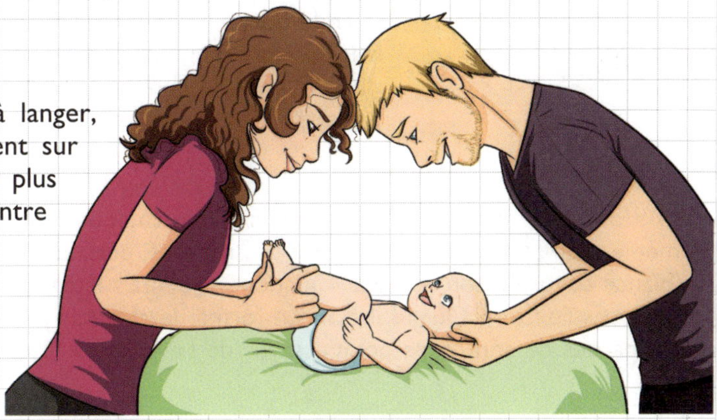

Je le masse… et je l'éveille !

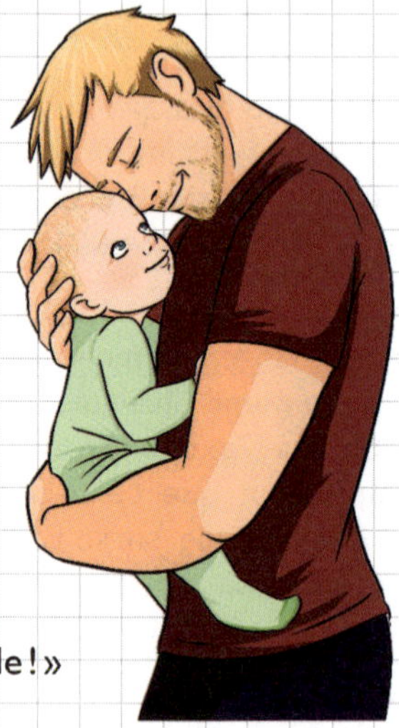

Par son ambiance, son toucher, le Shantala est déjà, en lui-même, un merveilleux moment d'éveil des sens, mais certains parents ont su y apporter leur petite touche rien qu'à eux ! Témoignages…

Un rituel à vue de nez

« J'ai commencé le massage avec Arthur après sa naissance. J'étais vraiment super-studieuse : je potassais des bouquins, je m'entraînais… Mais mon bébé ne semblait pas très réceptif, quand il ne râlait pas. J'en ai parlé à ma sage-femme, qui m'a simplement suggéré de me rapprocher de lui (me rappelant au passage qu'il ne voyait pas à 1 mètre). J'ai laissé tomber la table à langer et l'ai installé sur mes jambes, tout contre moi… Un petit miracle ! » (Clémence, 32 ans)

La peau et la plume

« Quand Castille a eu 6 semaines, je nous ai inscrites à un cours de massage pour bébé. J'y ai appris à la stimuler par les divers gestes de massage, mais aussi à intégrer différents accessoires dans nos rituels, dont la plume, qui venait chatouiller ses mains et ses pieds. Non seulement la petite a adoré, mais cela nous a permis, à la maison, de faire participer sa grande sœur à notre petit rituel. » (Elsa, 28 ans)

L'odeur de l'huile

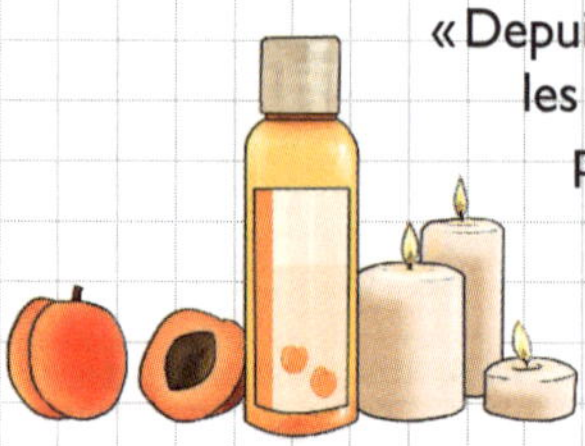

« Depuis que je prépare mes cosmétiques maison, je suis obsédée par les huiles ! Alors, quand ma fille est née, j'ai essayé de partager cette passion avec elle. Vers ses 4 mois, j'ai commencé à alterner les huiles de massage avec des senteurs très distinctes : l'abricot, l'amande douce, la noix de coco. Aujourd'hui, elle a 2 ans, et le massage se résume à quelques gestes apaisants lors du rituel du soir, mais les huiles restent importantes : elle a ses 4 ou 5 petits flacons, et c'est elle qui choisit. » (Stéphanie, 38 ans)

Le chant du massage

« Nos séances de massage avec Jules se faisaient toujours en musique. Au début, je chantais les mêmes comptines pour lui donner des repères, puis, au fil des mois, j'ai essayé d'adapter l'ambiance sonore à son humeur. Quand je le sentais fatigué, je mettais une musique douce pour ne pas l'exciter. Quand il était en forme, je chantais plutôt des chansons sur les différentes parties de son corps pour essayer de l'éveiller. » (Vanina, 24 ans)

Notre rituel prémassage

Bientôt, c'est lui qui viendra vous supplier (pour un nouvel épisode de *Trotro* ou un carré de choco). En attendant, c'est à vous de lui demander la permission de le masser.

L'invitation du bébé au massage : une tradition !
Dans le massage indien, la coutume veut que l'on demande à l'enfant s'il est d'accord pour se faire masser avant de commencer la routine. Marque de respect à son égard, cette autorisation est le gage que vous êtes à l'écoute de votre petit et qu'il va évoluer dans un environnement bienveillant.

1. Je le prépare avec la position magique

Avant de le déshabiller, veillez à vous assurer de la disponibilité de votre tout-petit en commençant par bien l'installer !

→ S'il a plus de 4 mois, allongez-le simplement sur le dos en body.

→ S'il est archi-mini, proposez-lui plutôt la position magique !

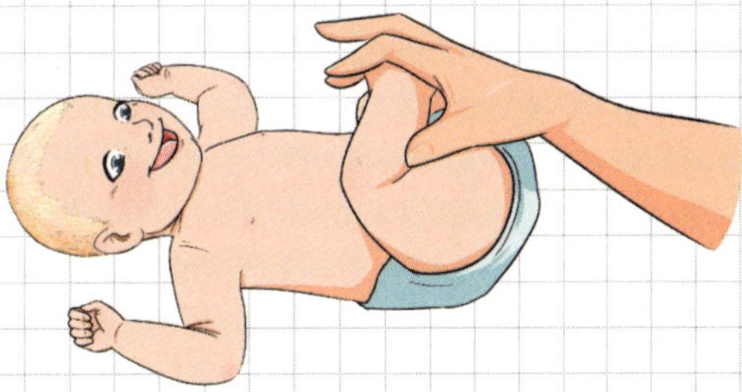

1. En lui permettant de retrouver son enroulement fœtal, cette posture le rassure et vous permet de capter son regard. Une fois votre bébé sur le dos, rassemblez ses jambes en bouddha sur son ventre, en soutenant bien sa base.

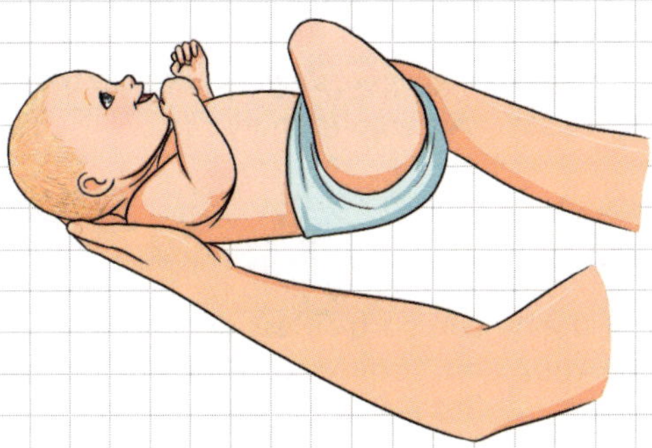

2. Ensuite, tournez-le légèrement sur le côté en maintenant ses pieds en position.

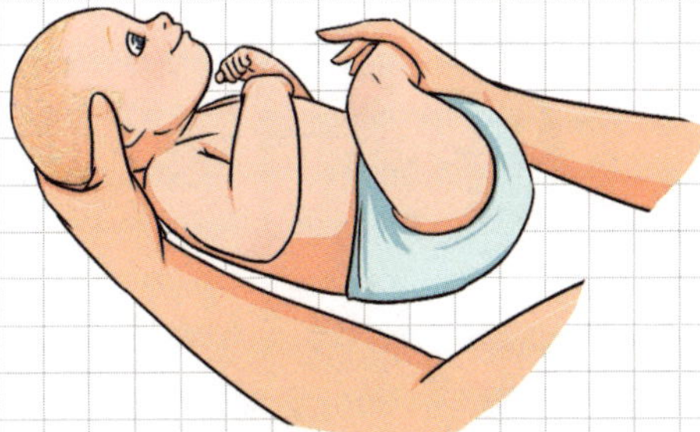

3. Placez votre main libre derrière sa tête et sa nuque, et venez soutenir son crâne avec votre index et votre majeur (en V), son dos calé contre votre avant-bras.

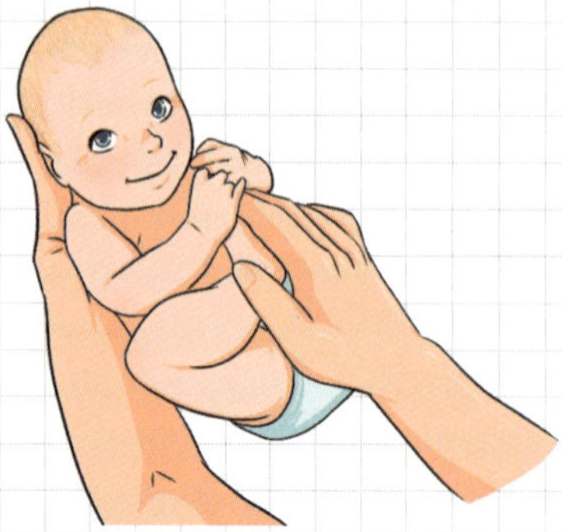

④ Enfin, replacez-le face à vous.

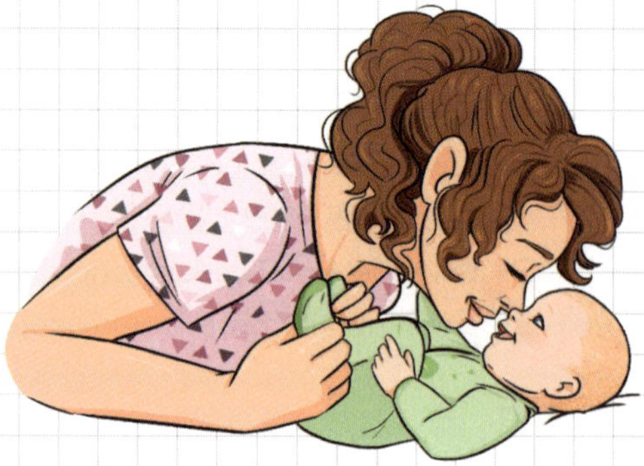

2. J'emploie les bons mots

Inutile de vous lancer dans de grands discours. Expliquez-lui simplement (et toujours de la même façon) que, s'il est d'accord, vous allez le masser et passer un joli moment à deux. Ensuite, c'est au petit boss de décider !

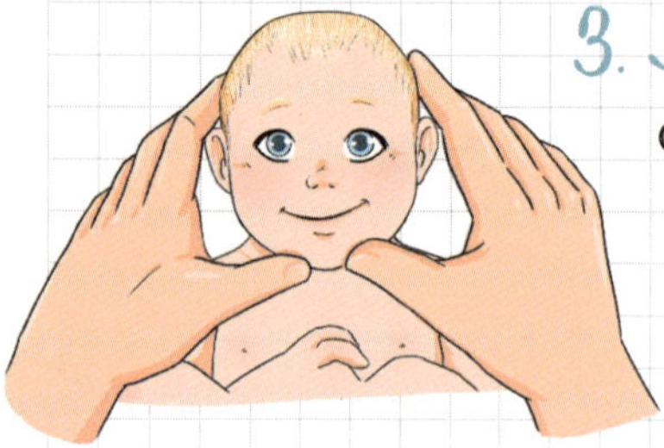

3. Je décrypte sa réaction

Certes, il ne vous répond pas par oui ou par non, mais quelques signes doivent vous faire tiquer :

- Il est installé en position magique ? S'il tend à s'enrouler encore plus, à se relaxer, voire s'il sourit, il est OK ! S'il se crispe ou se tend, reportez !
- En règle générale, s'il grogne, s'agite ou est léthargique, le massage n'est pas pour aujourd'hui !

4. Je ne prends pas sa permission pour acquise !

Ce n'est pas parce que votre petit agneau vous a donné son go qu'il est disposé à se lancer dans une épopée. Cela ne fait que 3 minutes que vous avez commencé et il a déjà grogné ? La séance est terminée.

Chapitre 3

Le massage de la tête… aux pieds !

Tout est prêt ? Votre bébé est OK ? Vous êtes au taquet ? Il est temps d'entrer dans le vif du sujet et d'apprendre enfin les grands gestes du massage indien… et force est de constater que vous allez devoir potasser tant le Shantala est ritualisé ! Mais rassurez-vous : une fois que vous vous serez approprié ses 7 grandes étapes, vous malaxerez votre dernier-né les yeux fermés ! Et n'oubliez pas que votre programme est aussi souple que votre tout-petit : inutile de le masser au centimètre carré près pour l'apaiser. Allez-y à votre rythme, selon vos préférences (et celles de votre enfant, évidemment), et vous ne devriez bientôt plus pouvoir vous passer de votre routine sur mesure !

Avant le massage, le rituel des lissages !

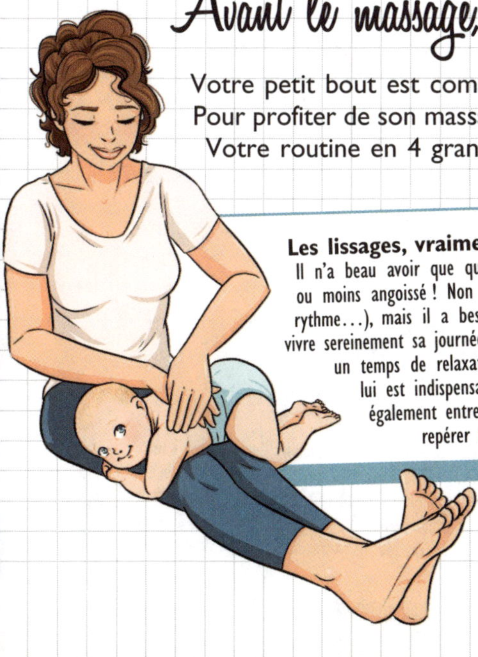

Votre petit bout est comme vous : il n'aime pas qu'on saute les préliminaires ! Pour profiter de son massage, votre bambin a besoin d'une petite mise en jambes. Votre routine en 4 grands lissages.

Les lissages, vraiment utiles ?

Il n'a beau avoir que quelques jours ou semaines, votre nourrisson est déjà un petit pantouflard, plus ou moins angoissé ! Non seulement il n'apprécie pas la nouveauté (un changement d'environnement, de rythme…), mais il a besoin que vous posiez en permanence d'innombrables jalons pour le rassurer et vivre sereinement sa journée. Le massage ne fait pas exception à la règle. Pour lui permettre de rester zen, un temps de relaxation et d'introduction constitué de gestes doux qu'il peut aisément reconnaître lui est indispensable. C'est tout l'intérêt du rituel des lissages. Effectués au début, à la fin, mais également entre les différentes étapes du massage Shantala, ils permettent à votre enfant de se repérer tout en prenant conscience de son corps. En un mot, oui ! ils sont très utiles !

Etape 1 : du torse aux mains !

Posez les mains bien à plat sur le torse de votre tout-petit pour créer un premier contact ❶, puis glissez vos mains de son torse à ses épaules. Une fois arrivée au niveau de ses bras, enveloppez-les avec vos doigts pour les lisser doucement jusqu'au bout de ses mimines ❷.

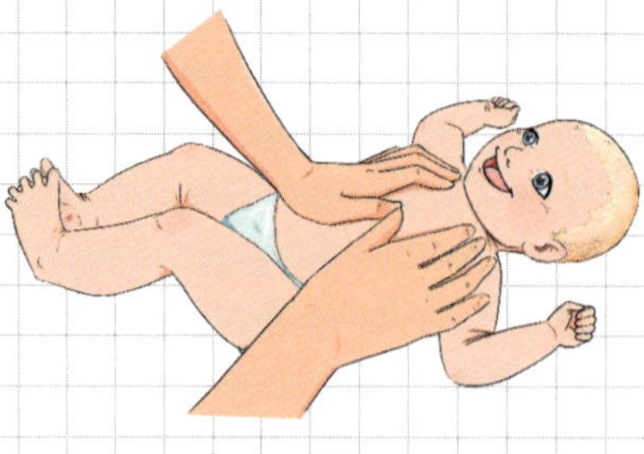

❶

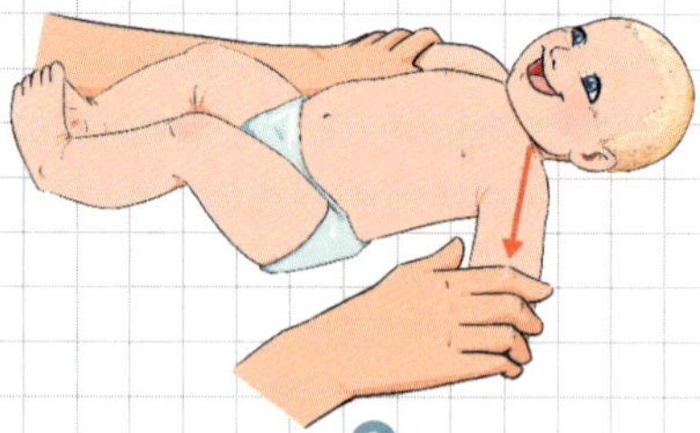

❷

Etape 2 : du torse aux pieds !

Replacez ensuite vos mains à plat dans leur position de départ et effectuez cette fois une grande caresse verticale du torse aux pieds. Commencez sur la poitrine de votre bébé ❶ avant de glisser vers les hanches ❷, puis, arrivée au niveau des jambes, même réflexe que précédemment : enveloppez chacune d'elles de vos mains pour un toucher plus contenant au niveau des cuisses, des genoux, des mollets et des pieds, jusqu'aux orteils ❸ !

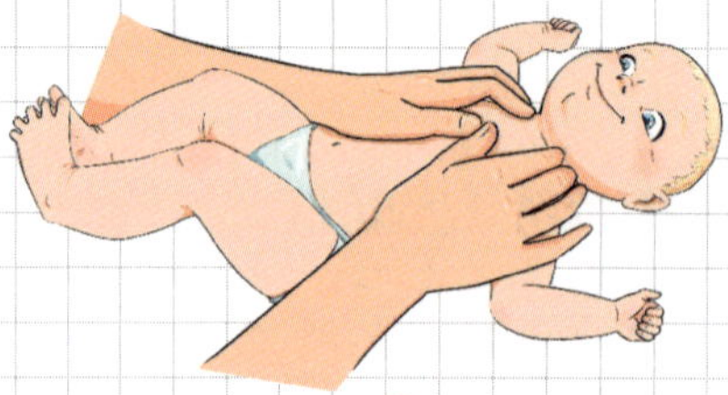

❶

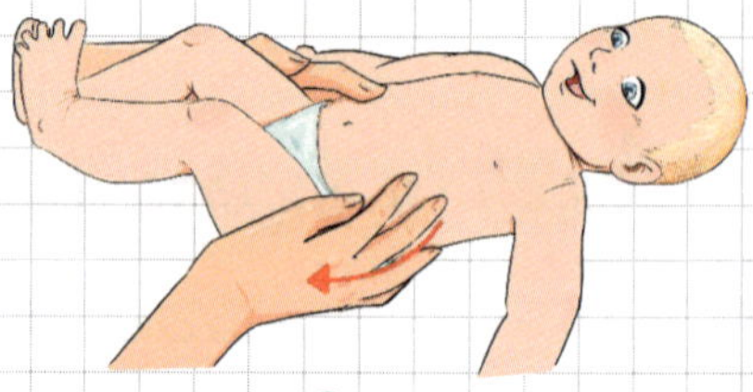

❷

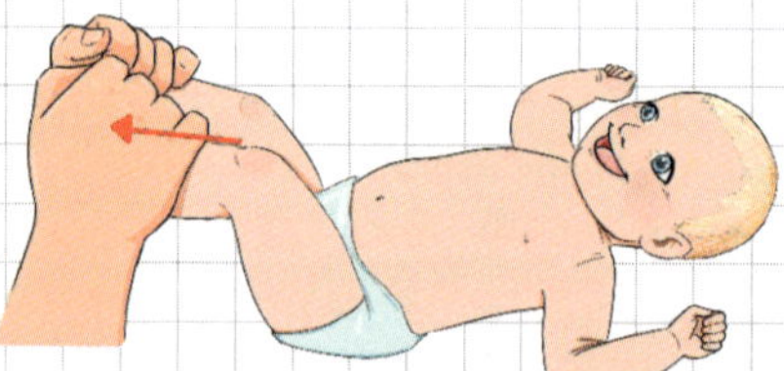

❸

Halte au froid !

Pour éviter de faire tressaillir votre bébé, vous avez évidemment pensé à frotter religieusement vos mains l'une contre l'autre avant de commencer les lissages. Bravo, vous avez bien révisé (notamment p. 16) ! Mais cela ne s'arrête pas là ! Veillez à répéter régulièrement le geste dès qu'une pause s'impose, que vous devez appliquer à nouveau de l'huile ou avant de rhabiller votre petit frileux ! De plus, certaines huiles de massage, notamment celles riches en oméga-3 (huile de cameline par exemple), doivent être conservées au frigo pour éviter de rancir. Si c'est le cas de la vôtre, veillez à la faire tiédir doucement au bain-marie avant de vous lancer !

Etape 3 : du crâne aux mains !

Placez vos mains de part et d'autre de la tête de votre bébé en veillant à bien envelopper son crâne ❶, puis réalisez un mouvement de lissage du crâne vers le torse ❷, les bras ❸, les mains, en finissant, là encore, par ses doigts.

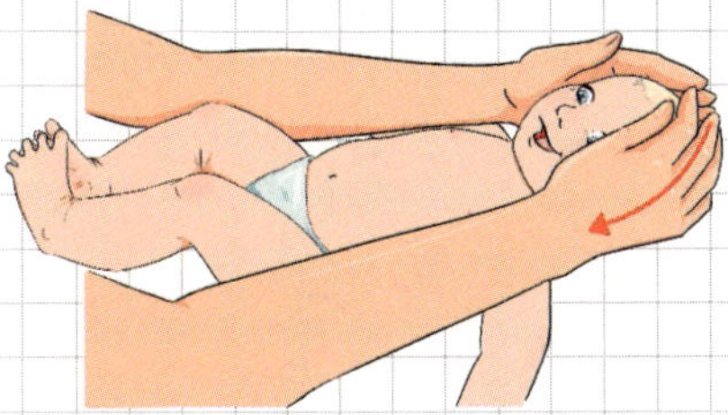

❶

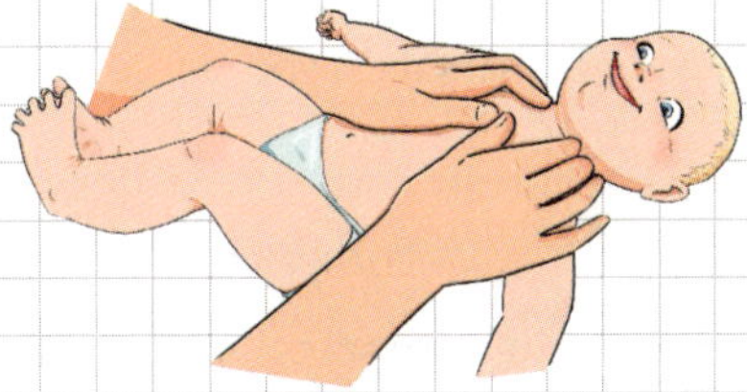

❷

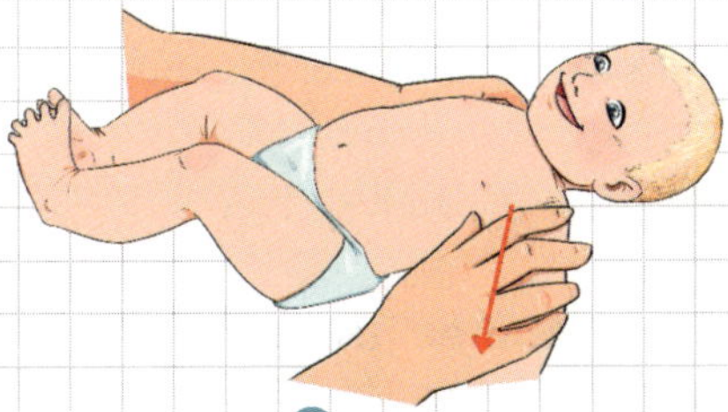

❸

Etape 4 : de la tête aux pieds !

Pour la dernière étape de cette douce introduction au toucher, effectuez un grand lissage en partant de la tête de votre bout de chou ❶ et en descendant le long de son torse ❷, de ses hanches, de ses cuisses, de ses genoux, de ses mollets et de ses talons, jusqu'à ses doigts de pied ❸.

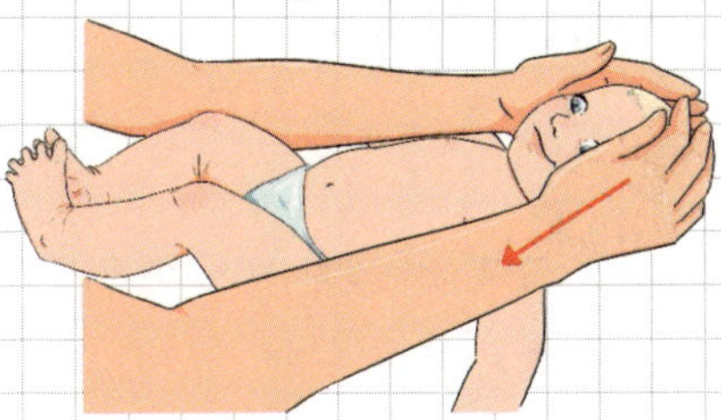

❶

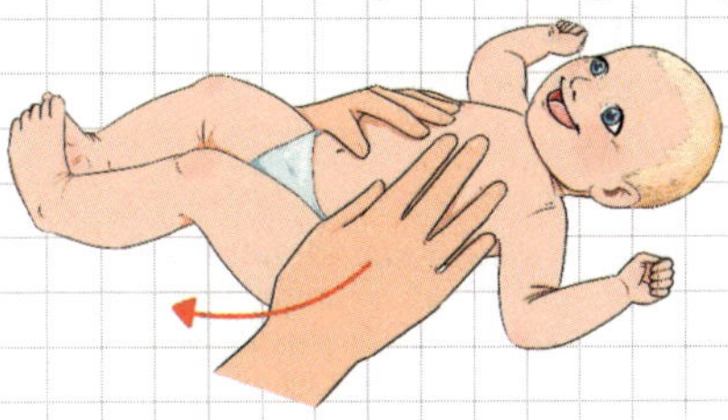

❷

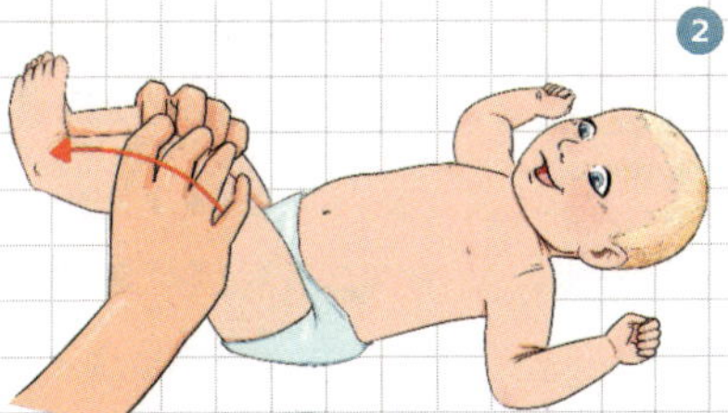

❸

Mon rituel « zéro pression » pour masser la tête de mon poupon !

Vous vous arrachez déjà les cheveux à l'idée de devoir masser le petit crâne fragile de votre poussin ? Pas de panique ! Quelques questions suffisent pour éviter les prises de tête et lui offrir un massage Shantala digne de ce nom !

1. Je l'installe… mais comment ?

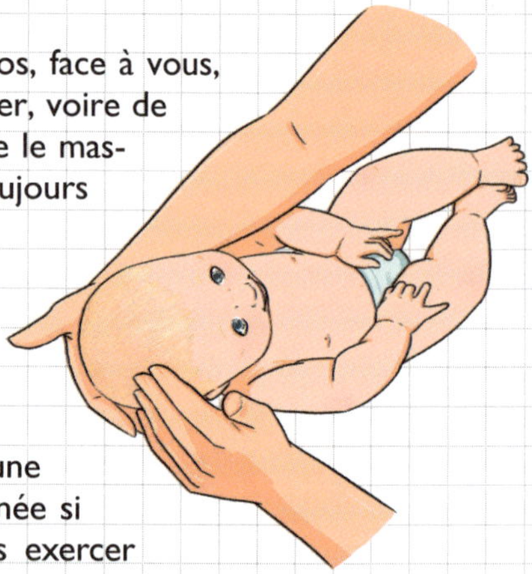

C'est une bonne question car… allongé sur le dos, face à vous, votre petit vermisseau pourrait bien être tenté de gigoter, voire de se retourner s'il en a déjà la capacité. Sans compter que le massage de la tête comprend un lissage de la nuque, pas toujours évidente à atteindre…

Alors, je fais comment ? Tout dépend de l'âge de votre bambin !

- **De la naissance de votre bébé et jusqu'à ce qu'il lève sa tête seul,** placez-le sur le dos face à vous et maintenez sa nuque en plaçant une main à la base de son crâne. Vous êtes bien positionnée si vous enveloppez sa petite tête avec vos doigts sans exercer de pression ! En option, pour renforcer le contact et lui offrir une position encore plus « contenante », relevez-lui légèrement les jambes afin de favoriser l'enroulement de son dos.
- **Dès qu'il se retourne seul,** plus besoin de lui soutenir la nuque ! Allongez votre petit tranquillement et lancez-vous ! Une variante pour les plus grands : le laisser simplement assis pour vous faciliter la tâche !

Focus sur mon bébé : quand saura-t-il « tenir sa tête » ?

- À la naissance de votre bébé, ses muscles ne sont pas assez développés pour qu'il parvienne à tenir sa tête droite plus de quelques secondes (à la fin du premier mois).
- Vers 2 mois, il commence à pousser sur ses avant-bras quand il est allongé sur le ventre et à tenir sa tête un peu plus longtemps, tout en se fatiguant toujours rapidement !
- Vers 3 mois, il peut tenir sa tête droite (pas tout à fait, mais presque) quand vous le maintenez en position assise et il tourne la tête sur le côté sans problème.
- Enfin, vers 4 mois, il tient sa tête bien droite quand il est en position assise et il peut la relever pendant plusieurs minutes quand il est couché sur le ventre.

Mais n'oubliez pas : ces repères ne sont qu'indicatifs, chaque bébé grandit à propre rythme !

2. Je lui masse le crâne… Vraiment ?

C'est une bonne question car… le massage du crâne est déjà loin d'être intuitif sur un adulte, mais quand il s'agit d'un tout petit humain dont la tête est « minée » de fontanelles que vous osez à peine regarder tant on vous a dit qu'elles étaient fragiles, il y a de quoi paniquer !

Les fontanelles, quèsaco ?
À la naissance d'un bébé, son crâne est délimité par des sutures, zones cartilagineuses distantes de quelques millimètres. Entre elles, des zones membraneuses persistent afin de permettre à la boîte crânienne de s'ajuster à la croissance du cerveau. Ce sont les fameuses fontanelles, que l'on repère au toucher par leur souplesse. Placée au sommet du crâne, la fontanelle antérieure est généralement celle qui impressionne le plus les parents. En forme de losange de quelques centimètres, elle ne se résorbe complètement qu'entre 10 et 20 mois, contrairement à la fontanelle postérieure, qui se ferme rapidement après la naissance. Certes fragile, cette zone ne doit pas vous empêcher de masser votre bébé. En effet, avec ses enveloppements doux, le Shantala du crâne ne présente aucun risque !

De plus, en matière de massage du crâne, il y a souvent, chez les bébés, deux écoles ! Pour la grande majorité, le geste est particulièrement apaisant… au point qu'il peut convaincre les plus récalcitrants de s'endormir tranquillement. D'autres en revanche, à commencer par les petits ayant eu une naissance instrumentalisée (ventouses, forceps), sont loin d'être fans. Votre bébé est récalcitrant ? Passez à l'étape suivante pour cette session, mais proposez-lui régulièrement le geste pour qu'il réinvestisse la zone. N'hésitez pas aussi à consulter un ostéopathe, qui pourra dénouer les tensions de l'accouchement… après avoir pris l'avis de votre pédiatre, évidemment !

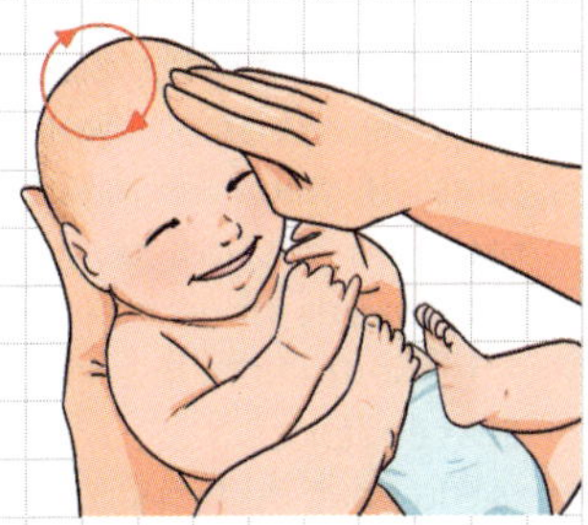

Alors, je fais comment ?

- En veillant à bien soutenir la tête de votre tout-petit, appliquez l'huile de massage à l'aide de votre main libre. Le bon geste : de grands mouvements circulaires dans le sens des aiguilles d'une montre, du haut de son front vers l'arrière de sa tête.
- Ensuite, **passez à la nuque.** Si votre bébé est encore tout petit, placez votre main à l'arrière de sa tête pour dégager l'espace nécessaire au massage de sa nuque tout en lui apportant le soutien dont il a besoin. Effectuez alors des petits lissages par des mouvements d'aller-retour d'un côté à l'autre de sa nuque à l'aide de votre index et de votre majeur. S'il est plus grand, placez vos mains de chaque côté de sa nuque et réalisez les mouvements de lissage jusqu'au point où vos doigts se rejoignent. Le bon rythme : 4 ou 5 petits effleurages pour commencer ! S'il apprécie vraiment, vous pourrez toujours répéter le geste progressivement !

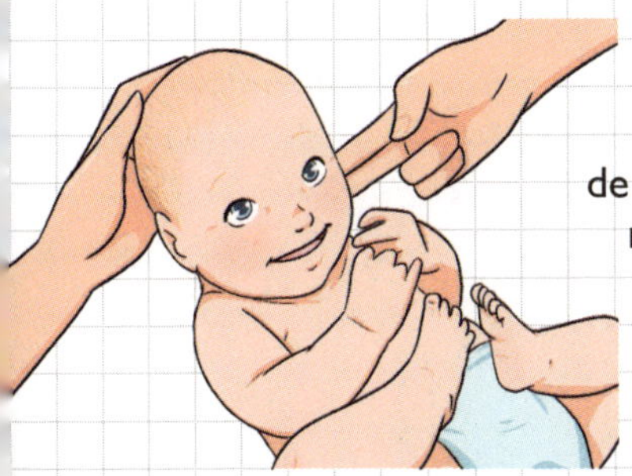

Et si mon bébé a un torticolis ?

Eh oui, votre bébé peut avoir un torticolis dès ses toutes premières semaines ! Son origine est variable. Chez certains bambins, le torticolis est dit congénital pathologique. Il est alors lié à une maladie neurologique ou neuromusculaire. Le plus souvent néanmoins, le torticolis est dû à une mauvaise position in utero, à un accouchement un peu compliqué ou tout simplement à la préférence de votre petit pacha pour une position particulière qui occasionne un déséquilibre musculaire. Même s'il est bénin, le torticolis doit faire l'objet d'une prise en charge. Votre pédiatre pourra ainsi prescrire à votre tout-petit quelques séances de kiné ou d'ostéo… En attendant, évitez la zone lors du massage si elle vous semble douloureuse !

3. Je lui lisse le visage… mais va-t-il aimer ?

C'est une bonne question car… se faire toucher le visage n'est pas un geste anodin ! Difficile de savoir si votre bébé voudra bien se prêter au jeu. Sur ce point, rassurez-vous : s'il est en forme, prêt à accueillir le massage et que vous êtes vous-même en de bonnes dispositions, il n'y a pas de raison que vous ne fassiez pas un carton !

Alors je fais comment ?

- **Commencez par le lissage (comme d'hab !)**
  Placez vos mains de part et d'autre du visage de votre bébé et réalisez des grands mouvements d'effleurage (tout doux, évidemment !). Les mains bien à plat, partez du front pour descendre le long des joues jusqu'au menton. Renouvelez le geste 2 ou 3 fois ①.

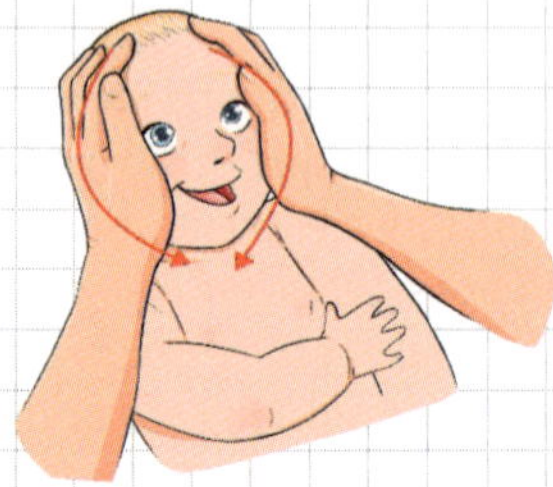

①

- **Tirez des traits sur votre bébé !**
  À l'aide de vos pouces, tracez 7 grandes lignes horizontales de haut en bas de son visage. À noter : placez toujours vos doigts sur le point central de ces lignes imaginaires pour effectuer le mouvement de lissage de l'intérieur vers l'extérieur. Suivez ainsi 3 premières lignes descendantes :
  → du haut du front jusqu'aux tempes ② ;
  → du milieu du front jusqu'aux tempes ③ ;
  → au-dessus des sourcils jusqu'aux tempes ④.

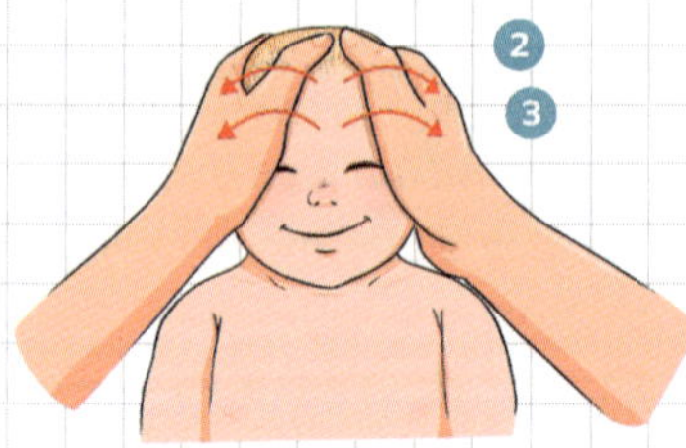

② ③

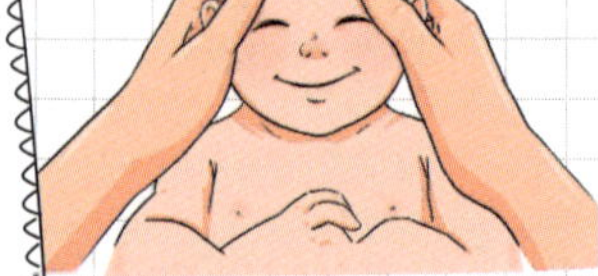

④

L'astuce d'Olivia

N'hésitez pas à insister sur une zone du visage pour soulager ou apaiser votre bébé, en fonction de ses petites contrariétés du moment (voir aussi p. 64)…

- En lissant de la racine du nez jusqu'en haut des pommettes, vous lui dégagerez les sinus.
- En suivant les lignes au-dessus de la bouche et dessous, vous l'aiderez à apaiser ses douleurs dentaires.
- En stimulant la zone du 3e œil (entre les deux sourcils), vous l'apaiserez au moment du coucher.

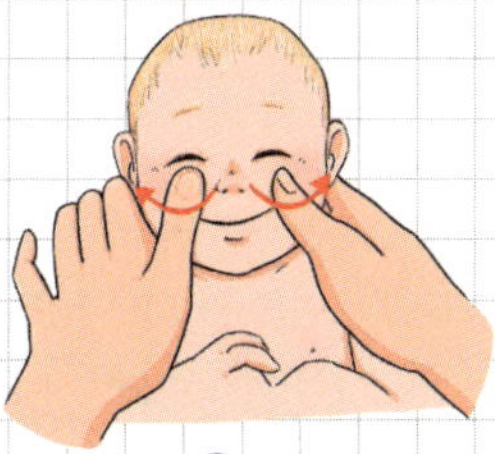

4

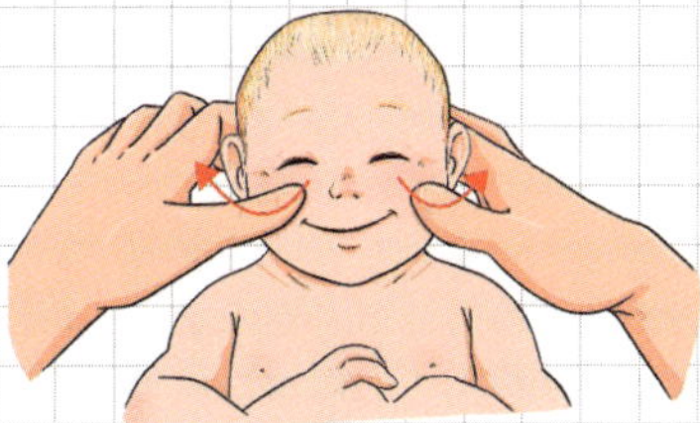

5

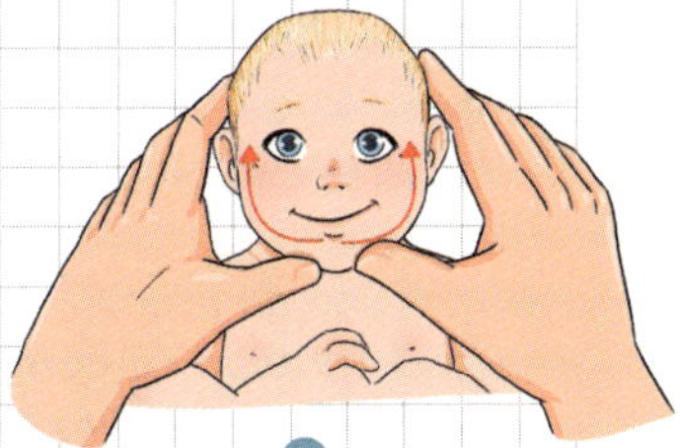

6

Ensuite, lissez les 4 lignes inférieures en terminant toujours votre geste vers le haut, comme si vous vouliez dessiner un sourire sur le visage de votre petit ange (ou démon, au choix). Placez ainsi vos pouces :

→ à côté de l'arête du nez pour passer sous ses yeux et jusqu'en haut de ses oreilles 4 ;

→ sous le nez, pour remonter jusqu'au centre de ses oreilles 5 ;

→ sous la bouche, pour lisser, à nouveau, jusqu'aux oreilles 6 ;

→ sur le menton, pour finir sous ses petits lobes 7.

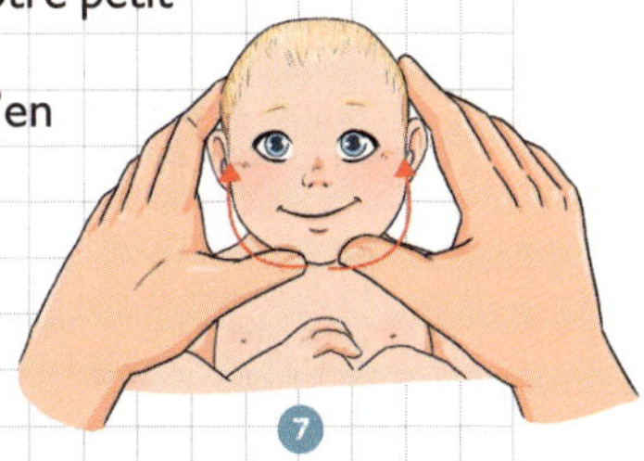

7

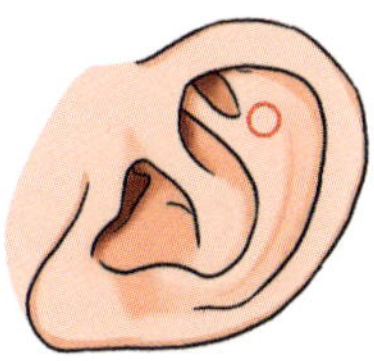

Les oreilles : une zone qui vous veut du bien !

Vous n'y voyez peut-être qu'une oreille drôlement mignonne… et pourtant, cet organe est considéré, en médecine traditionnelle chinoise, comme une véritable zone curative. On parle alors de réflexologie de l'oreille, ou auriculothérapie. Décrite dans les années 1950 par Paul Nogier, un homéopathe et acupuncteur français, cette stimulation de certaines zones réflexes de l'oreille est recommandée pour soulager les douleurs, traiter les addictions ou la dépression… et apaiser le stress ! Ainsi, un simple massage du point Shen Men, ou « porte du ciel », situé dans la partie supérieure de l'oreille, aiderait à tranquilliser l'esprit. À tenter (sur vous aussi) si vous êtes au bout du rouleau !

- **Tirez-lui les oreilles (ou presque) !**

Terminez le massage du visage de votre tout-petit en vous attardant quelques instants sur ses oreilles. Prenez-les entre votre pouce et vos autres doigts, et faites des petits cercles de pétrissage de la partie supérieure de l'oreille jusqu'aux lobes. Répétez le geste 2 fois et finissez par quelques grands lissages du visage pour faire comprendre à votre petit génie que cette étape du massage est terminée !

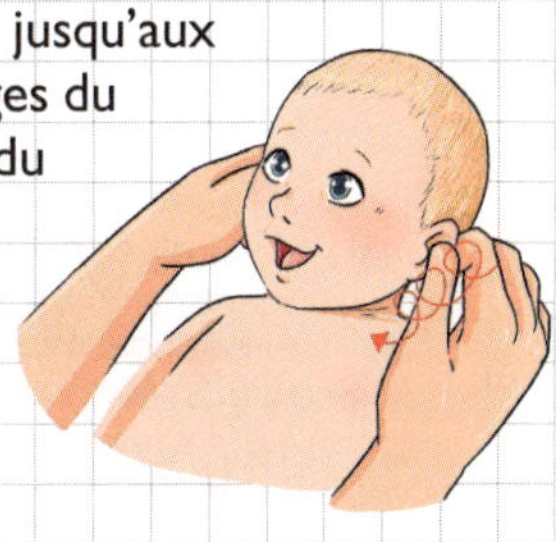

Ma petite récap' crâne-visage, pour ne rien oublier…

1. Grands lissages
2. Effleurages circulaires sur le crâne
3. Lissages de la nuque
4. Effleurages du visage
5. Lissage en ligne du visage (front, milieu du front, sourcils…)
6. Pétrissages et étirements des oreilles
7. Grands lissages

Mon rituel (bien carré) pour choyer le torse et le ventre de mon bébé

Pas question de prendre la tangente à l'heure de masser le petit ventre de votre bébé ! Pour être à la hauteur de ce moment essentiel du massage, plongez-vous vite dans ce pas-à-pas géométrique. Vous allez voir : le massage de ventre sera bientôt votre rayon !

LA MAISON des MATERNELLES

Quand masser son ventre ?
L'avis de Laurence Rameau, puéricultrice de la Maison des Maternelles
Le massage du torse et du ventre de votre chaton peut être réalisé dans le cadre de votre routine usuelle (après le bain, par exemple) ou en geste plus ciblé, notamment si votre bébé semble éprouver des difficultés à aller à la selle, a des coliques, des ballonnements… Le bon moment ? On peut lui proposer un massage après un repas, mais mieux vaut éviter de le masser juste après le biberon ou la tétée pour éviter les reflux ! Vous avez attendu 1 à 2 heures après son en-cas, qu'il se réveille après sa sieste ? Allez-y !

1. Je travaille mes diagonales

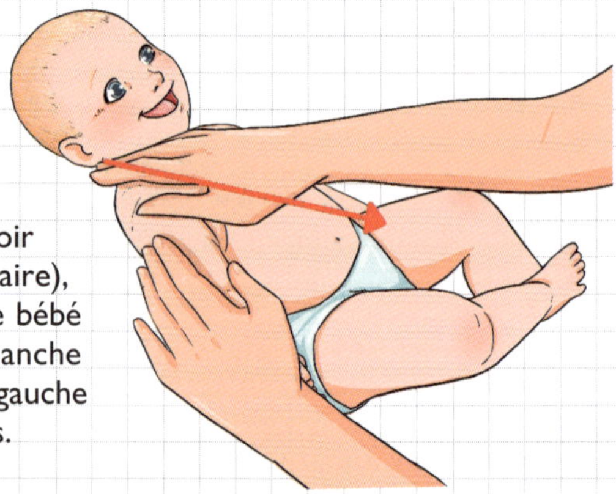

Comme à chaque étape du rituel, le massage du torse et du ventre de votre petit bout commence par de grands lissages, question de le mettre dans l'ambiance. Le bon geste : réalisez des diagonales. Après avoir repris un peu d'huile de massage (si nécessaire), placez votre main sur l'épaule droite de votre bébé et réalisez une grande caresse jusqu'à sa hanche gauche, puis renouvelez le geste de l'épaule gauche à la hanche droite. Répétez à 3 ou 4 reprises.

Bébé enveloppé, bébé rassuré !
Cela ne vous a pas échappé : vous avez beau coucher votre bébé aussi bien centré que les données de votre fichier Excel, vous le retrouvez inlassablement calé dans un coin de son berceau ou la tête contre les barreaux. Normal ! Cette sensation de contenance lui rappelle son environnement intra-utérin, bien cloisonné, par opposition aux grands espaces qu'il côtoie depuis qu'il est né… et qui ont tendance à l'angoisser ! Votre bébé vous paraît agité ? Lors du massage, adoptez des gestes lents et surtout bien enveloppants, en posant autant que possible toute la surface de votre main sur les différentes parties de son corps (le fameux toucher contenant). Il appréciera !

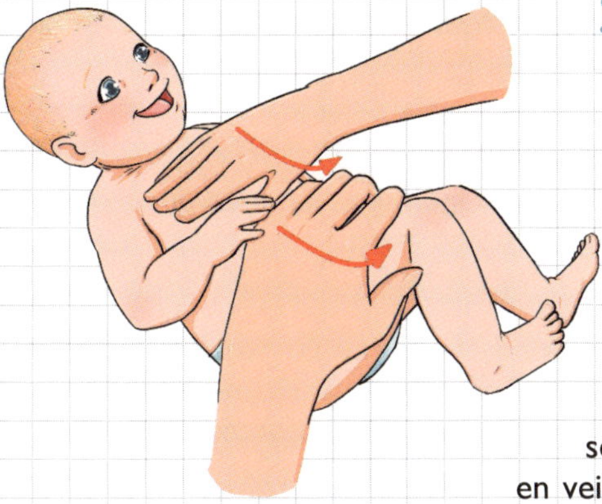

2. Je ne néglige pas mes lignes droites

Pour entrer dans le vif du massage, placez une de vos mains horizontalement sur sa poitrine, sous ses clavicules. En douceur (faut-il encore le préciser ?), descendez-la jusqu'à son nombril, en veillant à la garder bien à plat, puis, pour ajouter un peu de pression, soulevez légèrement la main pour la mettre sur la tranche et continuer le mouvement jusqu'au bas de son petit ventre. Rien de tel pour stimuler son transit et booster ses petits intestins, parfois paresseux ! Alternez les mains pour effectuer le mouvement, en veillant à rester toujours très fluide, souple.

Est-ce que j'ai le rythme dans la peau ?
Depuis que vous êtes maman, votre vie à trois est aussi bien réglée qu'une montre suisse ? Détendez-vous ! Lors du massage indien, inutile de compter les gestes ou de garder un œil sur le minuteur de votre Smartphone. Tout est une question de feeling et de bien-être pour votre petit chat. Répétez chaque geste plusieurs fois et observez ses réactions. Il ne semble pas apprécier un mouvement ? Passez au suivant ! Il a l'air de se délecter ? Laissez-le en profiter un peu plus longtemps, sans abuser (au risque de le voir grogner).

3. Je peaufine l'art du cercle

Avec le plat de trois doigts, réalisez ensuite des petits mouvements circulaires autour de son nombril. Veillez à rester bien centrée sur la zone du transit en ne remontant pas trop haut (pour ne pas solliciter son estomac), et surtout à tourner dans le sens des aiguilles d'une montre.

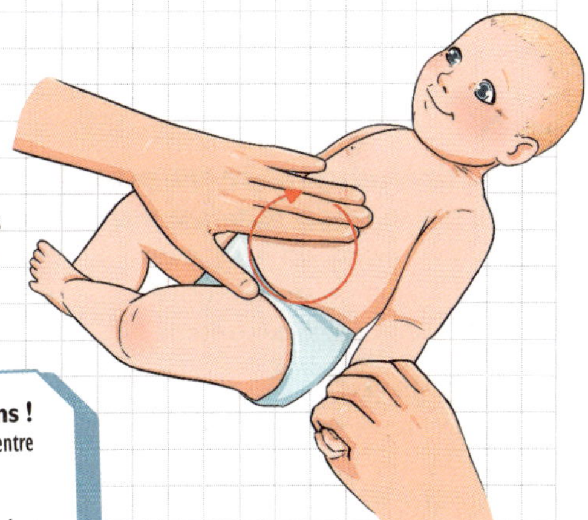

Je tourne en rond… mais pas dans n'importe quel sens !
- En cas de constipation ou de selles irrégulières (voir p. 59), massez le ventre de votre bébé dans le sens horaire.
- En cas de selles plus fluides, inversez le sens de la rotation.

Mais n'oubliez pas : pas de massage en cas de diarrhées, au risque de générer des douleurs ou de l'inconfort chez votre tout-petit.

4. Je n'oublie pas les grands huit

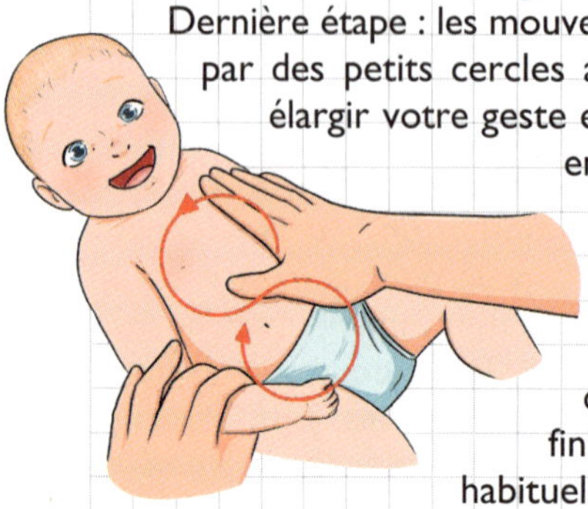

Dernière étape : les mouvements en 8. Commencez par des petits cercles autour du nombril pour élargir votre geste et réaliser des effleurages en forme de 8, du ventre au torse, toujours dans le sens des aiguilles d'une montre. Le bon repère : la boucle basse du 8 (au niveau du ventre) se fait de droite à gauche… pour lui ! Évidemment, n'oubliez pas de finir ce moment important du massage par les grands lissages habituels (voir p. 29).

Ma petite récap' pour ne rien oublier

1. Grands lissages d'introduction
2. Grands lissages diagonaux (alternance main droite et main gauche)
3. Effleurages horizontaux de la poitrine au ventre (alternance main droite et main gauche)
4. Massage en cercle autour du nombril
5. Massage en 8 du torse au bas-ventre.
6. Grands lissages

Mon rituel pour masser les mains et les bras de mon champion

Jusqu'ici, vous étiez restée dans la course… Mais voilà qu'avec les bras et les mains, le massage passe à la vitesse supérieure. Quelques pistes d'entraînement pour être dans les starting-blocks du Shantala !

1. On s'échauffe avec les étirements !

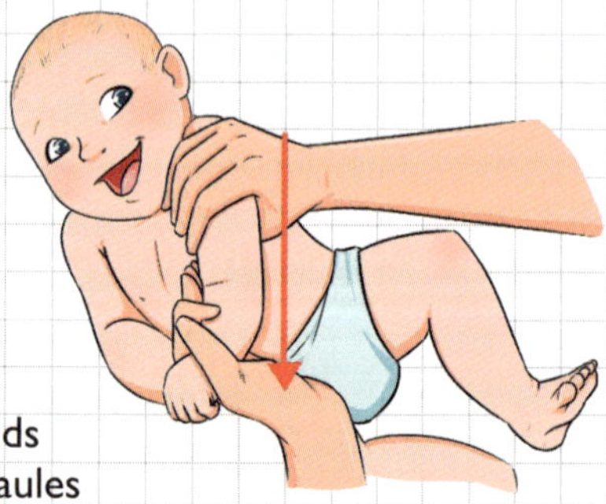

Des étirements… mais pourquoi ? Comme tout sportif qui se respecte, votre petit athlète doit se mettre en jambes avant de se lancer ! L'objectif de ces étirements : l'aider à se détendre et à se déplier en douceur (voir encadré page ci-contre).

Le bon geste

- Commencez cette nouvelle étape du massage par les grands lissages, en insistant sur la zone des deux bras, des épaules jusqu'aux mains (voir p. 29).

Il serre ses poings, recroqueville ses orteils… C'est normal ?

Bien au chaud dans votre ventre, votre bébé a développé une série de mouvements automatiques involontaires qui ne s'estomperont que quelques mois après sa naissance. Ce sont ses réflexes archaïques, des gestes innés destinés à lui permettre de s'adapter à son environnement après la naissance. Parmi eux, la succion, la marche automatique et surtout le grasping, cette tendance naturelle de votre tout-petit à fermer ses doigts si forts autour du doigt que vous lui tendez que vous pourriez le soulever avec ses deux mains. Complètement naturel, ce réflexe passe généralement vers 3 mois, et explique pourquoi il n'est pas toujours évident de détendre ses petits poings au moment du massage !

- Passez aux étirements. Tenez d'une main le poignet de votre petit champion et placez votre seconde main au niveau de son épaule. Faites le tour de son bras en plaçant votre main en « bracelet » (le pouce en opposition à vos autres doigts) et glissez de son épaule à ses doigts, avant de répéter le geste avec votre autre main.

Le bon rythme : environ 5 « glissés » (2 ou 3 de chaque main), à adapter toujours aux réactions de votre bébé !

2. Je prépare ses articulations !

Masser ses articulations… ah bon ? Eh oui ! Le massage lubrifie ses articulations et les renforce tout en participant à son éveil corporel, toujours plus fin.

Pour ce massage des articulations, deux options…

- Votre bébé est encore tout petit et il ne semble pas voir d'inconvénients à ce que vous teniez son poignet ? Pas d'hésitation : adoptez, pour cette articulation, la même position en bracelet que lors des étirements.
- Votre bébé a déjà quelques mois et il ne tient pas en place ? Massez ses articulations sans retenir son poignet. Il appréciera d'être débarrassé de cette contrainte.

Le bon geste

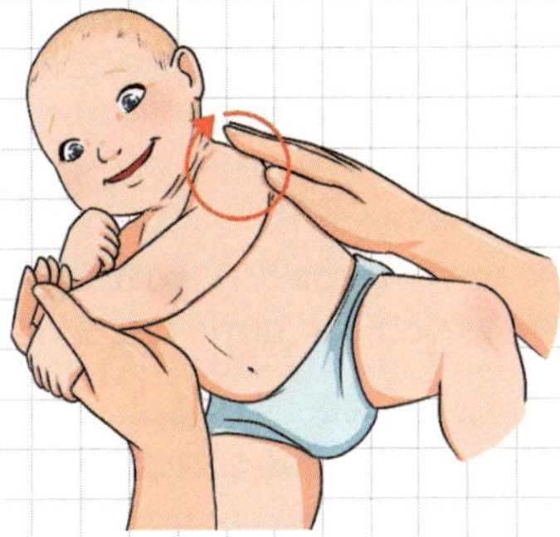

1. Réalisez des effleurages en cercle sur son épaule, du torse vers l'arrière, dans le sens de l'ouverture.

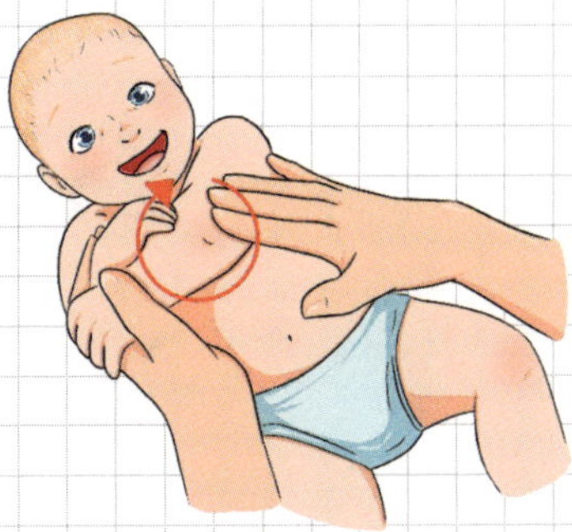

2. Passez ensuite au coude et répétez le geste.

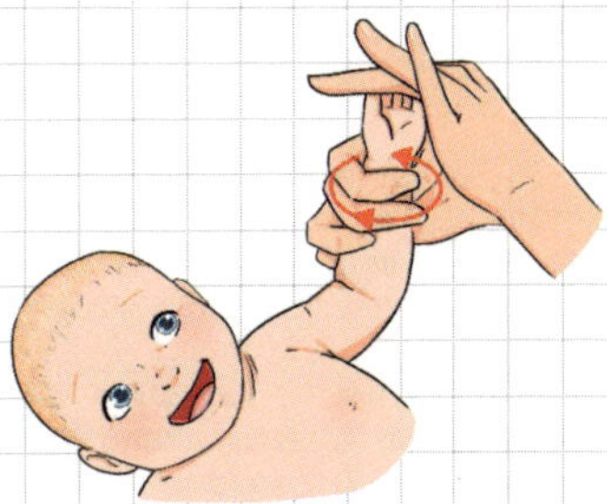

3. Placez enfin vos doigts en bracelet autour de son poignet et massez, là encore, en petits mouvements circulaires. Passez ensuite au second bras.

Le bon rythme : une série d'au moins 3 cercles sur chaque articulation.

3. Je sens la ou les pressions monter

> **L'astuce d'Olivia**
> Si votre petit frileux n'aime pas être déshabillé ou si vous appréhendez encore de lui enfiler des bodys toujours trop petits, vous pouvez effectuer les pressions directement sur ses vêtements !

Des pressions pour mon bébé, c'est vraiment une bonne idée ? Bien sûr ! Les pressions lui apportent une nouvelle sensation : il sent alors le volume de son corps, ce qui affine, là encore, son schéma corporel. C'est aussi un mouvement très contenant et rassurant, à privilégier pour les tout-petits !

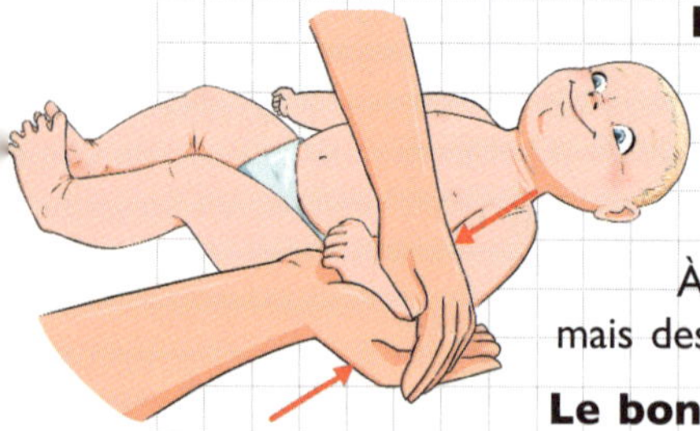

Le bon geste

- Placez vos mains de part et d'autre de l'épaule de votre bébé et croisez vos doigts.
- Réalisez ensuite une première pression au niveau de l'épaule, avant de renouveler le geste le long du bras jusqu'à la main.

À noter : la pression (légère) ne doit pas venir de vos doigts, mais des paumes.

Le bon rythme : une série de 4 ou 5 pressions sur chaque bras.

4. Après l'effort, je l'essore !

Des essorages ? À son âge ? Ce mouvement agit non seulement sur le muscle, mais il active aussi la circulation. Quant à votre bébé, il ne s'en lasse pas ! Donc oui aux essorages !

Le bon geste

- Placez vos mains côte à côte sur un de ses bras et enveloppez son petit biceps en bracelet.
- Réalisez ensuite un mouvement d'essorage en tournant vos mains en opposition autour de son bras tout en réalisant un mouvement descendant de l'épaule vers la main.

Veillez à bien ajouter de l'huile de massage si nécessaire afin d'éviter toute irritation de la peau.

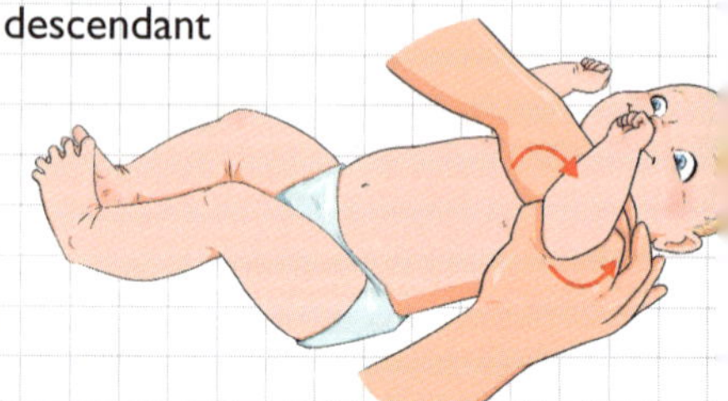

Le bon rythme : une série d'essorages le long de chaque bras, comme un « voyage » de l'épaule jusqu'au poignet !

> **Focus sur mon bébé : les grandes étapes de la préhension**
> Votre aîné veut absolument donner des joujoux à N° 2 et ne comprend pas pourquoi il ou elle boude son geste si généreux ? Un petit point sur l'évolution de la préhension s'impose !
> - Entre 1 et 3 mois, votre nourrisson découvre ses mains et passe de longs moments à les admirer. C'est la période dite du « regard de la main » !
> - Vers 3-4 mois, les mains commencent à se détendre et à s'ouvrir. C'est aussi l'apparition de la préhension au contact : votre bébé va pouvoir attraper, à pleine paume, un objet qui est en contact avec sa main.
> - Vers 4-5 mois, il coordonne ses deux mains et affine ses trajectoires (surtout jusqu'à sa bouche).
> - La préhension volontaire globale apparaît un peu après, puis s'affine entre 7 et 9 mois environ. À partir de 8 mois, la main devient aussi outil de communication : elle montre, désigne et fait signe (coucou, au revoir…).
> - Enfin, jusqu'à la fin de sa première année, il va apprendre à dissocier le pouce, puis l'index, puis les autres doigts de la main, pour réaliser des gestes de plus en plus perfectionnés !

5. On finit haut la main !

Le massage des mains, ça lui fait du bien ? Les mains sont une zone très sensible, très riche en récepteurs tactiles. La réflexologie palmaire, quoique moins répandue que la réflexologie plantaire, repose d'ailleurs sur le même principe de zones réflexes qui, stimulées, permettent au corps de se réguler de lui-même (voir p. 54). Chez votre bébé, le massage de la paume permet donc une stimulation de tous ses organes. De plus, il offre à votre tout-petit une perception plus fine de ses mains et il participe à un bon développement de sa motricité fine. D'autres questions ?

Le bon geste

1. Commencez par lisser sa paume avec votre pouce afin de lui détendre la main. Placez vos deux pouces à la base de la paume et glissez-les alternativement de bas en haut, puis de haut en bas.

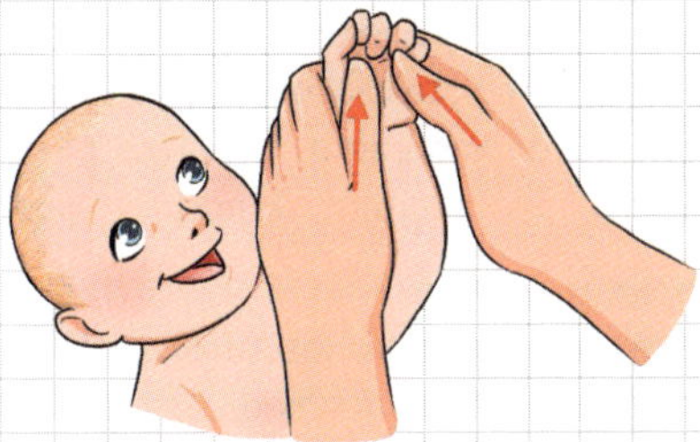

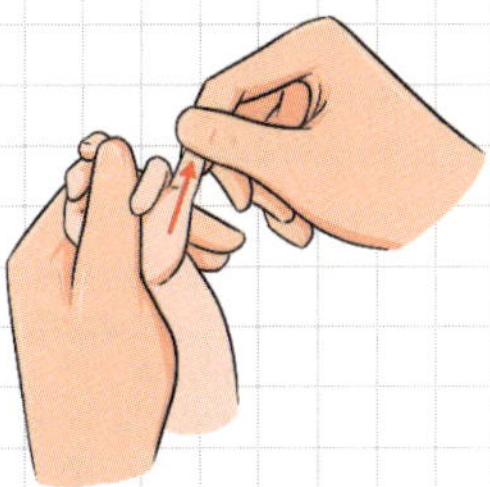

2. Essayez ensuite d'ouvrir chacun de ses doigts en les lissant un par un de la base à l'extrémité entre votre pouce et votre index, comme si vous vouliez les tirer délicatement vers le haut. À noter : si votre petit coéquipier s'obstine à serrer le poing, pas la peine d'insister ! Veillez alors simplement à réaliser des lissages sur l'extérieur de sa main.

3. Enfin, finissez le massage en réalisant des petits mouvements circulaires dans le sens des aiguilles d'une montre avec votre pouce ou votre paume contre la sienne, vos doigts crochetés pour garder sa main bien ouverte.

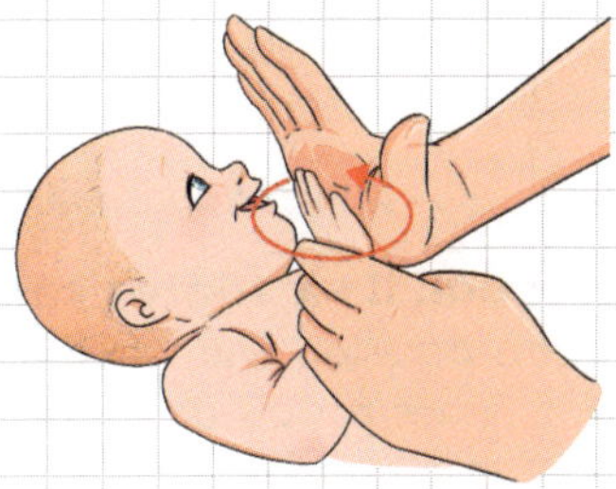

4. Reste à passer à l'autre bras en adoptant le même programme, et à conclure en beauté par les grands lissages, signe qu'il est temps de passer à la suite des réjouissances : les gambettes !

Le bon rythme : 5 lissages de la paume, puis de chaque doigt, puis 5 petits cercles.

Mon rituel pour pétrir les jambes et les pieds de mon petit chou

Rien qu'à voir ses petits cuissots grassouillets, vous avez envie de les croquer ! Pour continuer votre rituel en tête à tête, goûtez aux petits plaisirs du Shantala des jambes et des pieds. Au menu : grands cercles, essorages et pressions à volonté (ou presque). Vous (et votre bébé) en redemanderez !

1. Je savoure les grands cercles

C'est excellent car… vous massez ses hanches, zone de lien entre le haut et le bas du corps, très active dès les premières étapes de son développement moteur ! Du retournement au déplacement à quatre pattes en passant par le ramper, les hanches et le bassin dégustent ! Ils méritent donc bien des attentions !

Le bon geste

- Après avoir réalisé les (désormais habituels) grands lissages (voir p. 29), posez vos deux mains sur les hanches de votre petit chou.
  - Réalisez des effleurages circulaires ciblés sur l'avant du bassin.

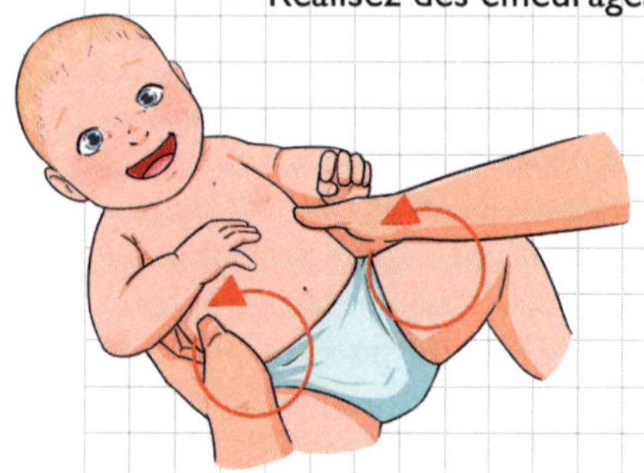

Le bon rythme : 5 grands cercles sur les deux hanches simultanément.

Il a des problèmes de hanches : que faire ?
Chez 1 bébé sur 500 environ, une luxation congénitale de la hanche, due à une croissance anormale de celle-ci in utero, peut être décelée. Souvent détectée très tôt grâce aux examens médicaux réalisés à la maternité (manœuvre de Barlow), la luxation se soigne très bien par le port d'un coussin d'abduction de hanche (ou lange en H). Pas de panique, donc, mais pas de massage en attendant la prise en charge !

2. J'étire mon roudoudou

Mais oui, il va adorer car… au-delà des bienfaits des étirements, c'est aussi à cette occasion que votre petit curieux va commencer à s'intéresser à ses pieds (avant parfois de les porter à sa bouche) ! Une délicieuse découverte !

Le bon geste

- Reprenez un peu d'huile dans vos mains et maintenez sa petite jambe dodue surélevée, pied vers le plafond (selon un angle de 45° à 90°), à l'aide d'une de vos mains.
- Une fois en position, réalisez, de l'autre main, des grands lissages « en bracelet » de la hanche jusqu'au bout du pied avec tous vos doigts, en l'étirant tout doucement.

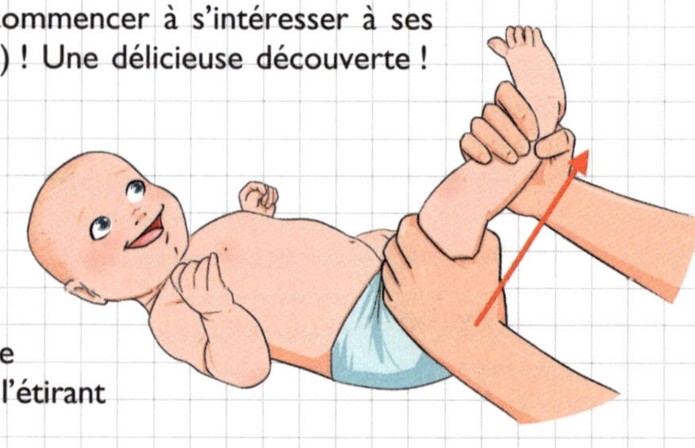

- Effectuez le mouvement de la main droite et de la main gauche.

Le bon rythme : 5 étirements… ou plus si votre petit poussin se régale !

L'astuce d'Olivia
Attention à ne pas soulever son bassin lorsque vous étirez ses jambes ! Cela pourrait désorganiser les plus petits et favoriser les régurgitations ou d'autres troubles digestifs par la compression des organes et de nerfs au niveau du bassin. Même réflexe lors du change. En privilégiant un enroulement sur le côté pour nettoyer son popotin et glisser sa couche, vous vous assurez que votre bébé, soutenu par le matelas à langer, reste enroulé, regroupé et rassuré.

3. J'ajoute des effleurages

Le massage des articulations, c'est tout bon car… il les stimule et accompagne votre petit lapin dans ses premières pérégrinations (ou gesticulations) !

Le bon geste

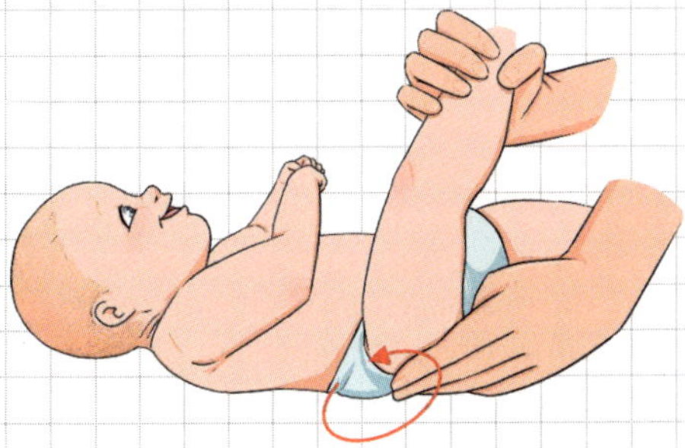

1. Gardez sa patte dans l'une de vos mains et ramenez sa jambe légèrement vers l'intérieur afin de pouvoir bien englober toute la zone. Effleurez en cercle l'articulation dans le sens de l'ouverture, en remontant bien à l'arrière, sur la fesse.

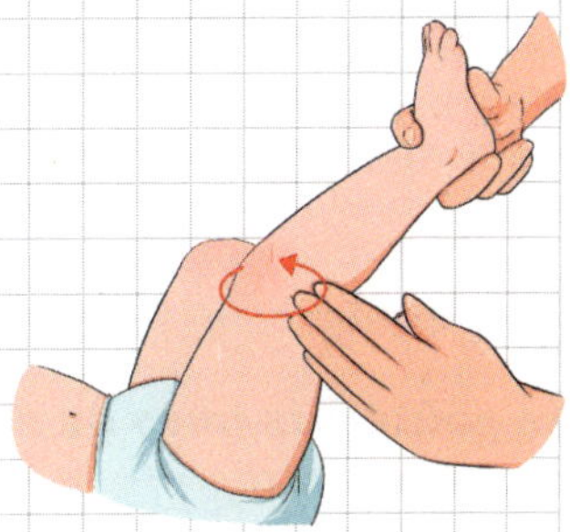

2. Passez ensuite sur le genou de la même jambe et réalisez des petits mouvements circulaires dans le sens des aiguilles d'une montre avec le plat de vos doigts.

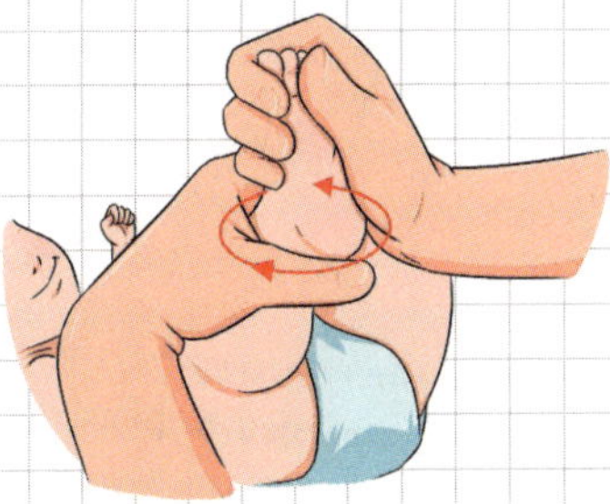

3. Terminez en enveloppant la cheville en bracelet à l'aide de votre pouce et de votre index avant de venir, là encore, faire quelques petites rotations autour de l'articulation.

Le bon rythme : au moins 3 cercles autour de chaque articulation.

4. Je le presse juste comme il faut

Une pression, une ! On ne les présente plus (vous les avez déjà côtoyées à tour de bras). Rassurantes, enrichissantes (votre marmot apprend tout sur son corps), les pressions sont aussi super-plaisantes pour lui !

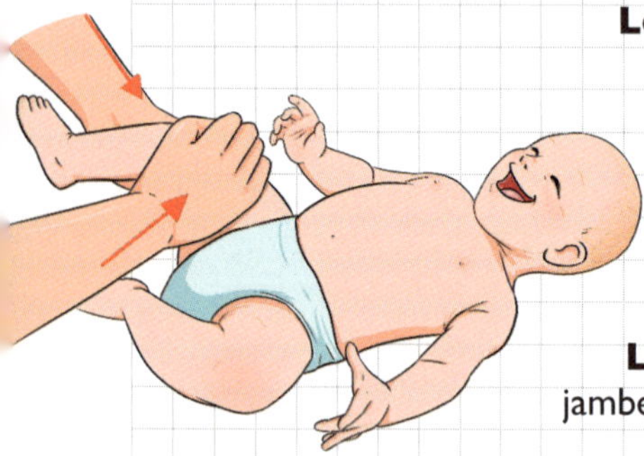

Le bon geste

- Entourez son petit cuissot de vos deux mains.
- Exercez une série de pressions de la hanche jusqu'au pied avec la paume de vos mains.

Attention à ne pas exercer de pression trop forte sur la zone de la rotule, pas vraiment friande des sursollicitations.

Le bon rythme : 4 ou 5 pressions tout au long de la jambe, puis 2 sur le pied.

Le témoignage d'Aurélie, 25 ans

Si, vers 5-6 mois, Louis pouvait facilement profiter du massage pendant au moins 15 minutes, en grandissant il a commencé à devenir plus impatient. J'ai donc fini par personnaliser un peu nos routines : je gardais le massage complet pour le week-end, quand on était tous les deux plus calmes et reposés, et je privilégiais pendant la semaine une alternance de grands lissages et de caresses. J'ai pu continuer jusqu'à ses 3 ans, avant qu'il ne m'annonce gravement que, désormais, il était vraiment trop grand !

5. J'essore mon petit chou

Je goûte aux joies de l'essorage car... il en raffole, tout simplement !

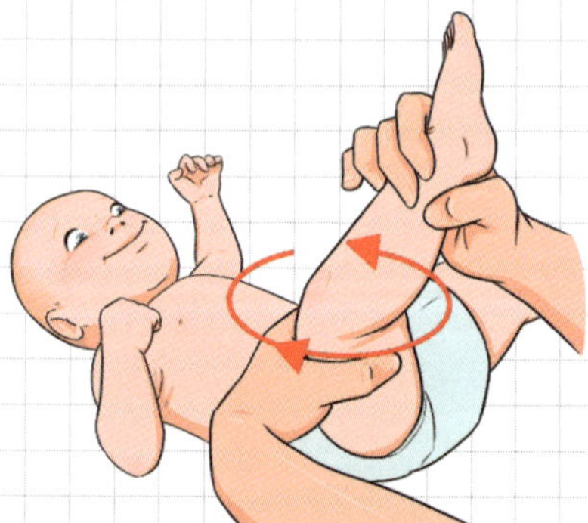

Le bon geste

- Commencez par surélever la jambe de votre bébé en lui soutenant la cheville d'une main.
- Placez ensuite votre seconde main en bracelet autour de sa cuisse et réalisez des petits mouvements d'essorage de la hanche vers le pied.

Le bon rythme : autant d'essorages qu'il en faut pour arriver à la pointe du pied !

Massage du pied : est-ce que je peux en faire trop ?
Il n'y a aucune contre-indication pour initier votre lardon à la réflexologie plantaire ! Et pour cause : avec ce rituel, vous n'exercez pas de pressions répétées sur ses petits points sensibles, mais lui offrez une caresse globale qui stimule tout son organisme !

6. Je me laisse tenter par ses petits pieds

Il va se régaler car… en réflexologie, le pied est le centre énergétique par excellence. Chaque organe, chaque glande, chaque partie du corps peut ainsi être stimulé grâce à un point d'acupression plantaire. C'est donc LA partie du corps à ne pas négliger (voir p. 53) !

Le bon geste

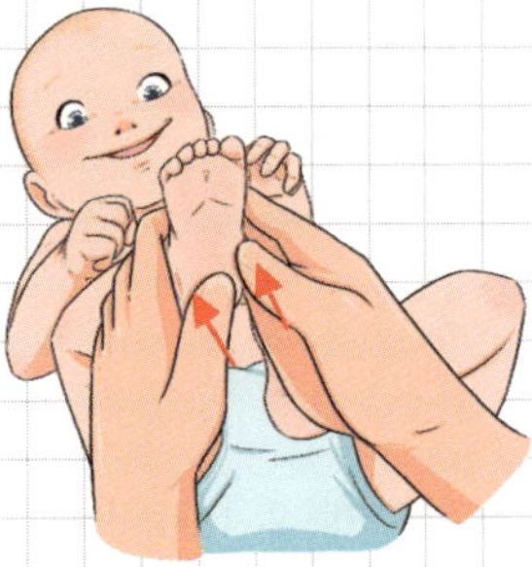

1. En surélevant légèrement sa jambe, commencez par prendre son petit pied dans vos deux mains, les pouces calés sur son talon. Lissez ensuite la plante du pied du talon à la base des orteils en alternant vos pouces.

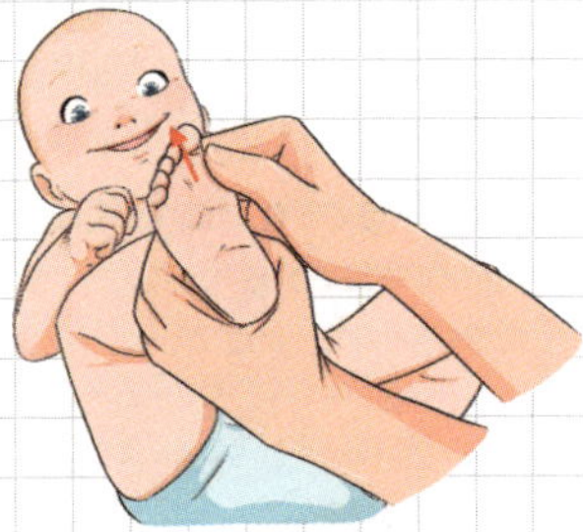

2. Continuez les lissages en vous arrêtant quelques instants sur ses doigts de pied. Prenez son peton entre votre index et votre pouce, et remontez par une pression légère de la base au bout de chaque orteil, en commençant par le pouce du pied.

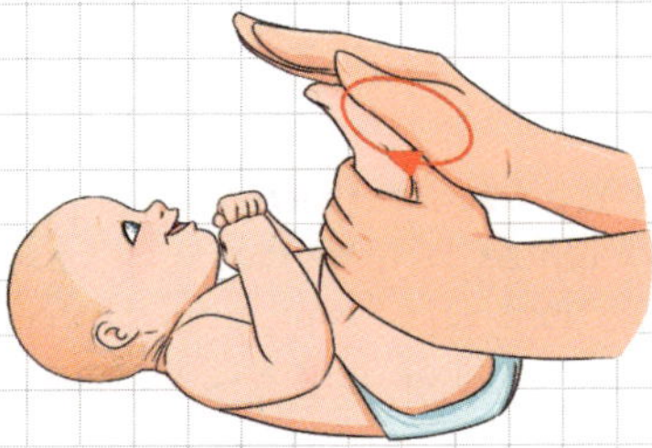

3. Finissez cette étape du massage en réalisant des petits cercles avec votre pouce ou votre paume sur toute la plante du pied, dans les sens des aiguilles d'une montre.

Le bon rythme : 5 lissages globaux du pied avec chaque pouce, un petit lissage de chaque orteil et autant de cercles que vous voulez (20, 30, 40, 50… pas question de vous limiter !). Ce geste est particulièrement apaisant, et il peut faciliter l'endormissement de votre tout-petit (voir p. 64).

Réflexologie : et si j'en profitais aussi !
Pour profiter des bienfaits de la réflexologie, investissez dans un tapis d'acupression. Allongez-vous pour soulager vos maux de dos et faites quelques pas pour retrouver un peu d'énergie : même s'il ne vaut pas les doigts de fée d'un bon praticien, il vous permettra de vous chouchouter… ne serait-ce que 5 minutes par jour !
En vente en ligne ou dans les enseignes spécialisées type Nature & Découvertes. Prévoyez environ 30 euros.

Mon rituel inratable pour malaxer le dos de mon marmot

Aucun doute : après lui avoir massé la tête, le torse et le ventre, les bras et les mains, les jambes et les pieds, vous êtes désormais doctoresse ès pressions/frictions/pétrissages de bébé. Pour vérifier que vous avez bien retenu la leçon, faites le test dans le dos (ou presque) de votre petit et découvrez ainsi la dernière étape de votre rituel par zone du corps !

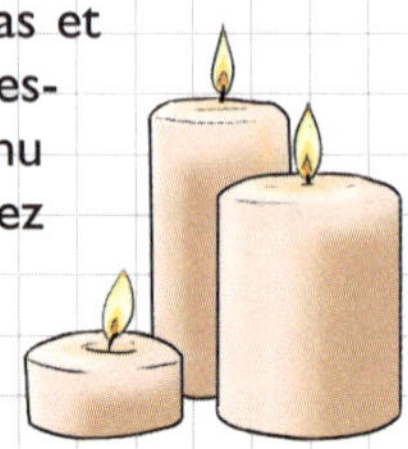

1. Lui masser le dos ? Facile : je le mets sur le ventre, je le tartine d'huile et zou !

A. C'est exactement cela !
B. En réalité… c'est plus compliqué !

L'explication : certes, vous ne doutez pas des capacités de votre bébé, mais pas question de brûler les étapes de son développement moteur ! Veillez donc à vous adapter au moment de l'installation.

→ **Côté port de tête, ce n'est pas encore cela ?** Plusieurs options s'offrent à vous !

- Asseyez-vous par terre, jambes tendues, et placez votre (futur) champion sur le ventre en travers de vos cuisses pour qu'il ait la possibilité de s'y reposer tranquillement.
- Si cette méthode traditionnelle du Shantala ne vous tente pas, installez votre bébé sur la table à langer, face à sa serviette, en position d'enroulement, jambes repliées sous son ventre et tête sur le côté. C'est la fameuse posture de l'enfant en yoga, qui peut aussi plaire aux plus grands qui ont l'habitude de dormir sur le ventre !

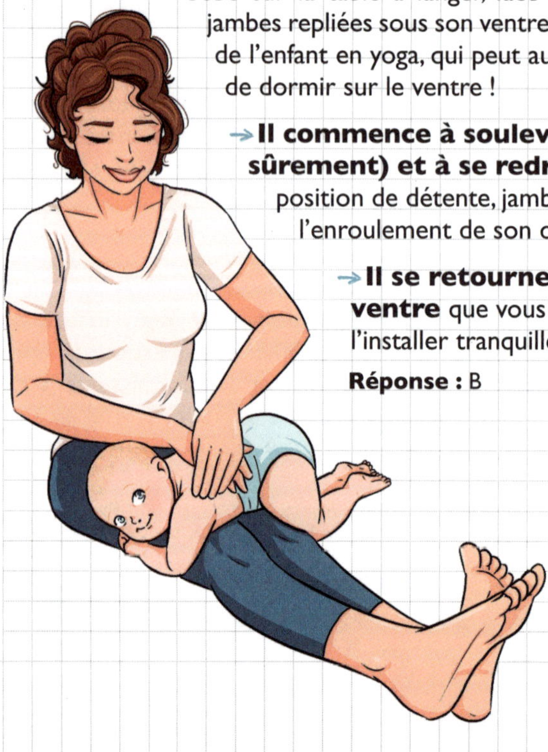

→ **Il commence à soulever sa tête (doucement mais sûrement) et à se redresser ?** Tentez de le mettre sur le côté, en position de détente, jambes légèrement vers l'avant pour favoriser l'enroulement de son dos et éviter qu'il ne se mette en tension.

→ **Il se retourne tout seul, est aussi à l'aise sur le ventre** que vous l'êtes sous un bon plaid ? N'hésitez pas à l'installer tranquillement côté face pour le masser côté pile !

Réponse : B

2. Je commence et termine le massage par les grands lissages !

A. Oui, ce n'est même plus la peine de le préciser !
B. Non, il en a déjà eu assez !

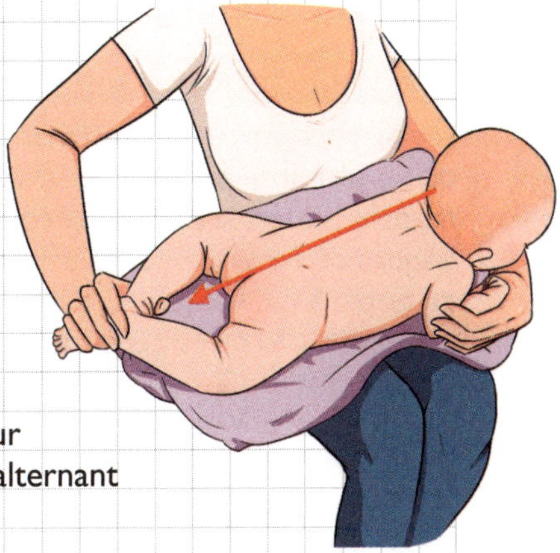

L'explication : en matière de massage, il n'y a pas d'exception qui confirme la règle ! Pour que votre bout d'chou prenne conscience de son dos et de la nouvelle étape du massage, ne négligez pas les grands lissages. D'une main, tenez doucement ses petits pieds ; de l'autre, effleurez et étirez toute la zone : sa tête, son dos, ses fesses et ses jambes, jusqu'au bout des orteils.
Enchaînez ensuite avec les petits lissages, du haut du dos jusqu'aux fesses, en posant toujours vos mains bien à plat sur votre tout-petit. Effectuez ces grandes caresses en alternant les mains (5 répétitions de chaque côté).

Réponse : A

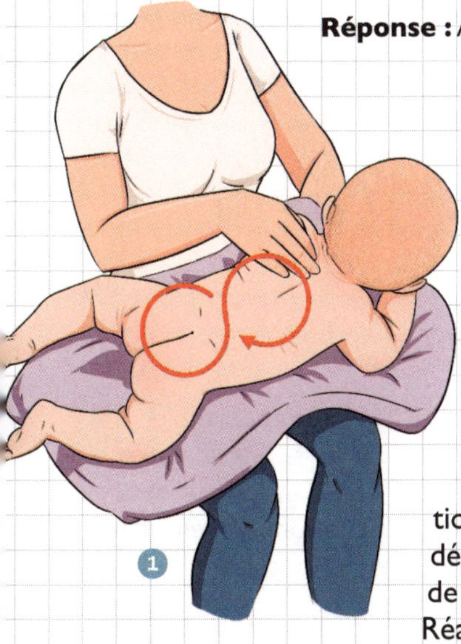

3. Les grands huit : peu importe le sens, cela fait toujours du bien !

A. Oui, oui, ouiii !
B. Non, comme à la préfecture, il y a une procédure !

L'explication : contrairement au ventre, où le massage se fait de droite à gauche pour faciliter le transit, les grands huit dorsaux peuvent se décliner selon votre inspiration. Leur objectif : apporter de la détente et apaiser les émotions de votre bébé. Le bon geste ? Réalisez 6 mouvements en huit (3 dans un sens, 3 dans l'autre) sur toute la surface de son dos, en n'oubliant pas d'englober ses petites fesses ①.
Et, comme, à ce stade, l'art du huit n'a plus aucun secret pour vous, prolongez le plaisir en traçant des ∞ (des huit horizontaux, en quelque sorte) sur son petit popotin… en visant bien : une boucle sur chaque fesse, 3 fois de droite à gauche et 3 fois de gauche à droite ②.

Réponse : A

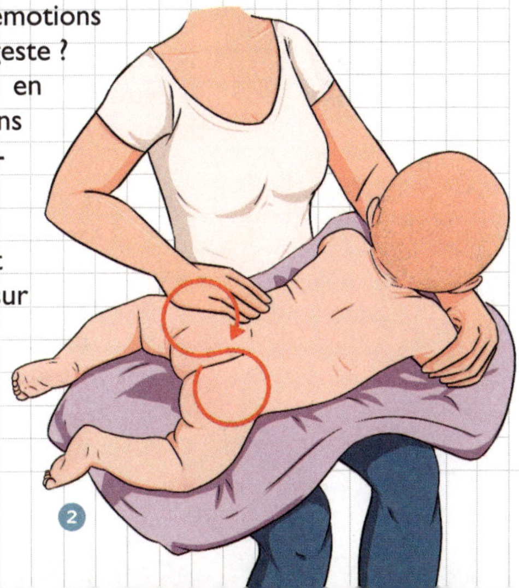

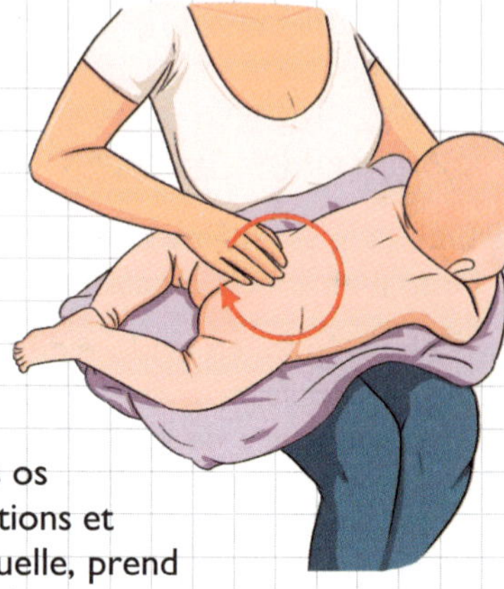

4. Pas besoin d'organiser un consortium pour masser son sacrum !

A. Non, j'ai fait selon mon inspiration du moment !
B. Si (ou presque) : le sacrum, c'est sacré !

L'explication : qu'il s'agisse d'ayurvéda ou de yoga, on ne plaisante pas avec le sacrum ! Cet os en forme de triangle, situé à la base de la colonne vertébrale et entre les os iliaques du bassin, est considéré comme le siège de nos émotions et de notre âme. C'est là que le *kundalini,* notre énergie spirituelle, prend sa source… d'où l'intérêt de le bichonner ! Le bon geste : 3 petits cercles avec le plat de 2 ou 3 doigts dans le sens des aiguilles d'une montre. Vous n'êtes pas très sensible aux traditions millénaires ? Sachez que le massage de cette zone a le mérite d'apaiser les bébés agités et leur corollaire : les pleurs (voir p. 63). Toujours pas convaincue ?

Réponse : B

L'astuce d'Olivia
Si vous sentez que votre bébé se détend lors du massage du sacrum, inutile de vous limiter à 3 petits cercles. Cette zone étant particulièrement calmante, vous pouvez la stimuler de manière un peu plus prolongée, surtout si le massage fait partie de votre rituel du soir !

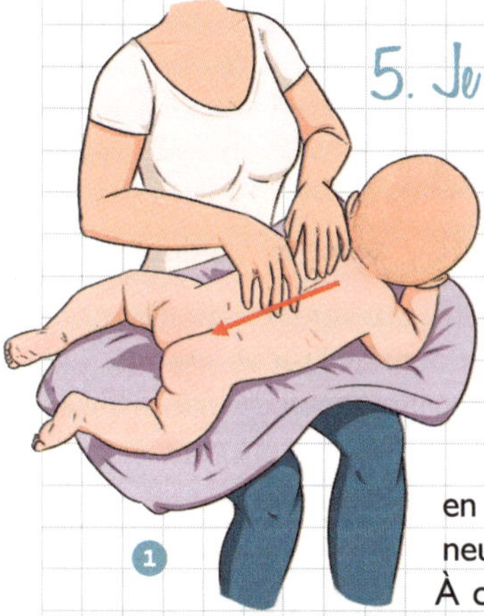
1

5. Je peux masser la colonne vertébrale de mon bébé les yeux fermés !

A. Mais oui, je suis une pro !
B. Non, j'y vais mollo !

L'explication : la colonne de votre bébé est encore bien fragile, mieux vaut donc laisser sa manipulation, si besoin est, aux bons soins d'un professionnel (ostéopathe ou kiné). Pour autant, pas question de l'ignorer complètement ! La colonne, *meru danda* en sanskrit, soutient le corps et est au centre de toutes ses activités neuromotrices. Elle mérite donc, elle aussi, qu'on la cocoone un peu ! À cette fin, placez vos index de part et d'autre de la colonne vertébrale de votre bébé et lissez toute la zone paravertébrale par des mouvements de haut en bas, à répéter 2 ou 3 fois (1).
Finissez ensuite le massage par 2 ou 3 grands lissages avant de basculer doucement votre petit chéri sur le dos, de bien l'envelopper et de lui dire tendrement que c'est terminé… ou presque (2) !

Réponse : B

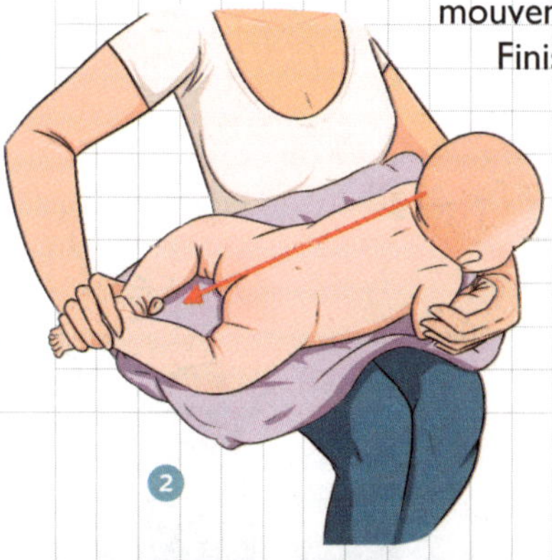
2

Ma petite récap' dos, pour ne rien oublier
1. Grands lissages
2. Petits lissages de la nuque aux fesses
3. Grands 8 sur le dos et les fesses
4. Mouvements en ∞ sur les fesses
5. Petits cercles sur le sacrum
6. Effleurages paravertébraux
7. Grands lissages

Le petit plus : massez son dos, oui, mais entretenez le vôtre !

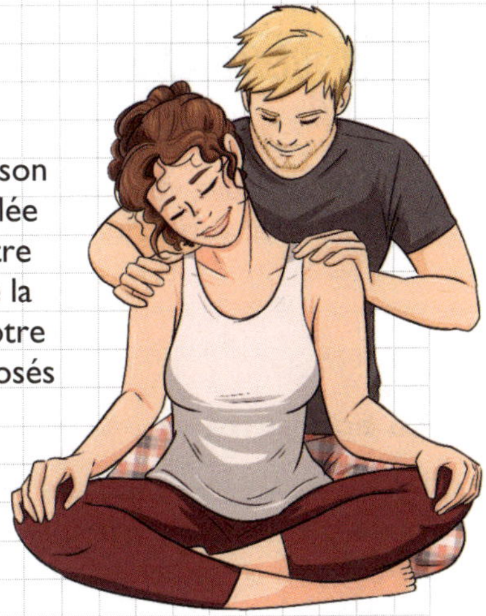

Il a beau être drôlement chou, votre petit bout pèse déjà son poids. Ajoutez à cela les heures que vous passez recroquevillée sur la table à langer, au-dessus de son berceau ou derrière votre ordinateur, et vous comprendrez aisément que votre dos fasse la tête. Pour éviter les lombalgies, une seule solution : muscler votre dos et renforcer vos abdos avec ces quelques exercices proposés par Karim, coach sportif de la Maison des Maternelles.

1. Les squats pressés

Comme pour les squats traditionnels, écartez vos jambes de la largeur du bassin et pliez les genoux, comme si vous veniez vous asseoir sur une chaise imaginaire. Ajoutez à cela vos mains jointes en l'air, paume contre paume, pour renforcer les muscles du dos. Le bon rythme : 10 répétitions par jour.

2. Le superman à genoux

Installez-vous à quatre pattes sur votre tapis, ventre bien gainé. Tendez un bras, poing serré, loin devant vous, et levez la jambe opposée. Tenez la position 5 secondes avant de passer à l'autre côté.

3. La planche latérale

Allongée sur le côté sur votre tapis ou debout contre un mur, placez-vous en appui sur votre coude et vos pieds, en gainant bien les abdominaux. Maintenez la position 5 secondes (ou plus) de chaque côté.

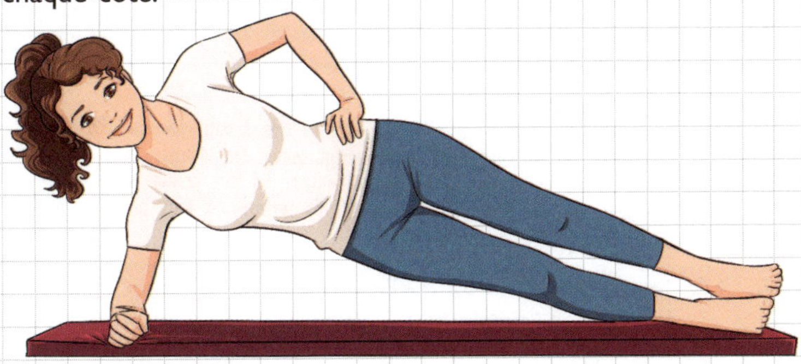

4. La marche de la fermière

Pour renforcer votre dos et vos abdos, et garder une belle posture, il suffit de porter des poids en veillant à bien gainer le ventre et le périnée. Empoignez deux kettlebells (gros poids de fitness munis d'une anse) de 8 kilos ou deux packs de lait, si vous ne voulez pas investir, et maintenez les bras le long du corps. Faites quelques pas, et le tour est joué !

Ma petite gym post-massage pour faire du bien à mon lapin

Vous pensiez qu'après l'avoir massé de la tête aux pieds il pourrait enfin s'endormir comme un loir ? Détrompez-vous ! Après le réconfort, il reste encore un petit effort ! Mini-programme pour boucler votre rituel tout en douceur…

1. Quelques étirements des bras…

Le bon geste

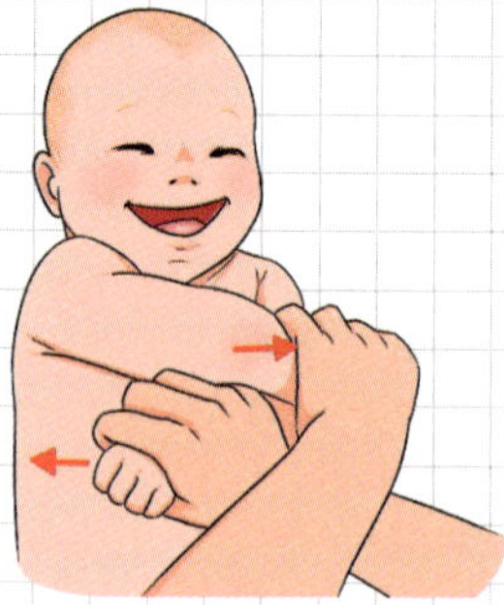

1. Prenez ses mains dans les vôtres et venez croiser ses petits bras au niveau de son torse avant de les étirer tout en douceur sur le côté, en croix. Attention (mais faut-il vraiment le préciser) à ne jamais forcer ! Certes, votre petit singe est aussi souple qu'une liane, mais ses articulations sont encore bien fragiles.

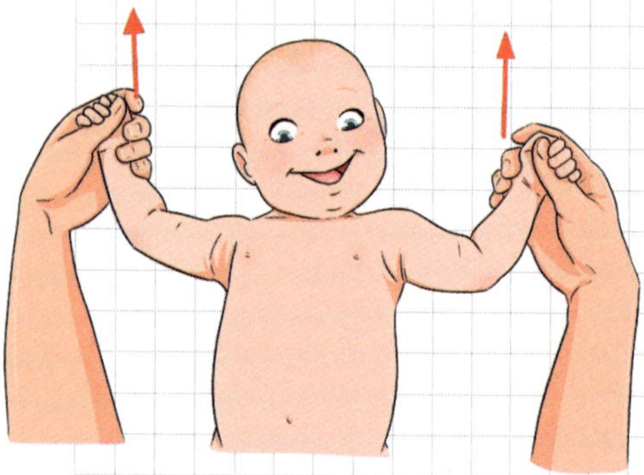

2. Ensuite, amenez ses bras tendus au-dessus de sa tête avant de les guider vers le bas, à côté de ses hanches.

Le bon rythme : pour les bras en croix, réalisez le mouvement à 2 reprises avant de changer la superposition des mains et de répéter le geste. Pour les étirements verticaux, 2 allers-retours suffisent !

Des étirements ô combien importants !
Après le massage, quelques étirements bien ciblés ne peuvent faire que du bien à votre crevette ! En effet, non seulement ils apportent un peu de dynamisme en fin de rituel, mais ils permettent, comme leur nom l'indique, d'étirer tout son petit corps, de favoriser sa coordination et les mouvements de ses articulations, de lui faire prendre conscience de ses membres, tout cela en étant franchement amusant, surtout pour les plus grands. En revanche, si votre petit bout montre des signes de fatigue, réservez les étirements à un autre moment !

2. Quelques mobilisations des jambes…

Le bon geste

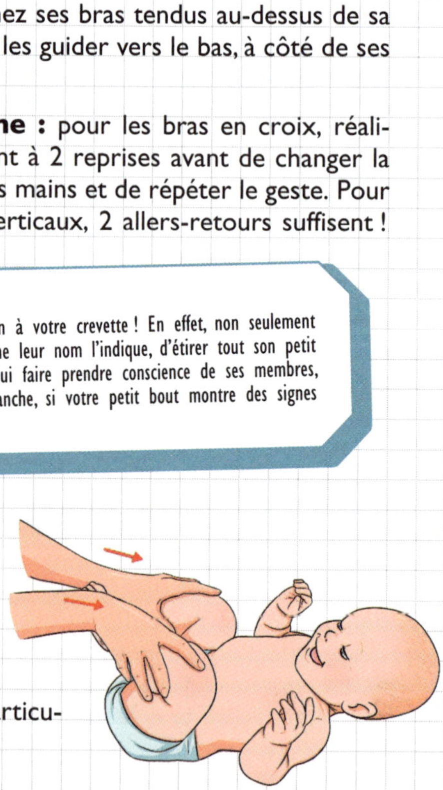

1. Attrapez les pieds de votre biquet dans chacune de vos mains et repliez-les sur son ventre avant de les étirer vers le bas. Un mouvement qu'il appréciera en particulier s'il a un transit d'escargot (voir p. 59) !

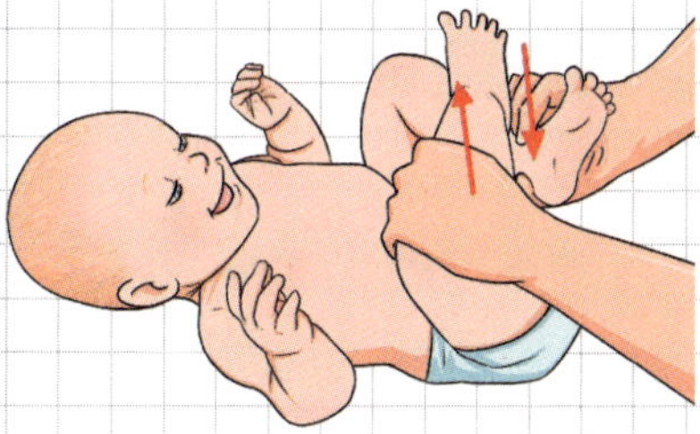

2 Installez-le ensuite en petit bouddha. Réunissez ses petits pieds croisés au centre, genoux vers l'extérieur, et exercez une légère pression vers son bidon afin de favoriser l'enroulement du dos.

Le bon rythme : 2 répétitions pour les tendus-pliés et 2 répétitions du petit bouddha avant de changer la position des jambes (celle du dessous passe dessus, et vice versa), et de renouveler le geste en veillant à alterner.

3. Et on mélange !

Le bon geste

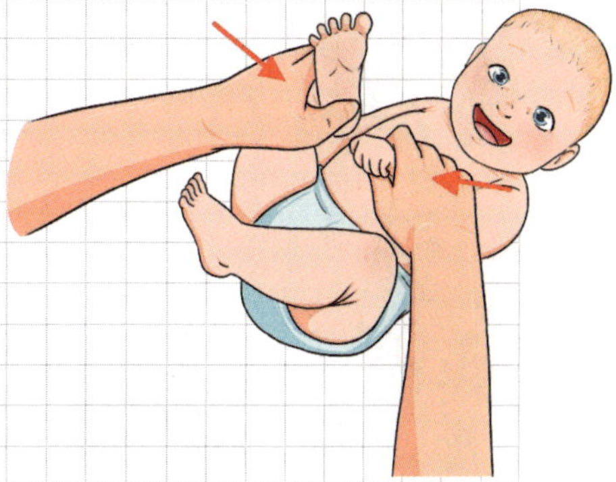

1 Prenez dans une de vos mains celle de votre petit chou, dans l'autre son pied opposé, puis venez les croiser en ramenant sa main et son pied au centre pour qu'ils se touchent. Sa jambe est alors bien repliée, son genou vers l'extérieur.

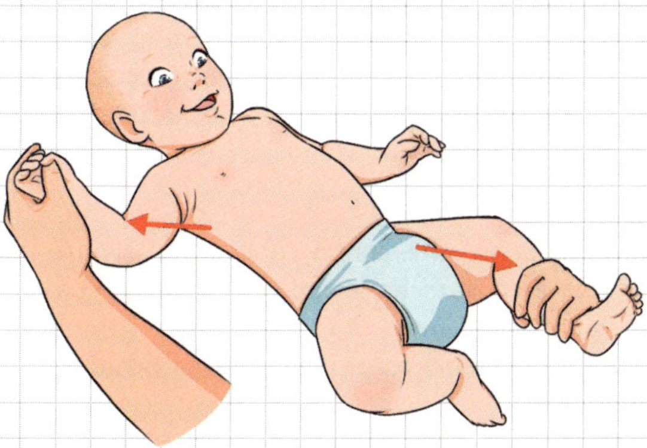

2 Étirez son bras et son pied en diagonale, tout en douceur. Si votre loustic est plus grand, n'hésitez pas à allonger le mouvement en ramenant son pied vers son épaule et sa main au niveau de sa fesse.

Le bon rythme : pour cet exercice, veillez à vous adapter à l'âge de votre petit cobaye.

- Pour les plus jeunes (jusqu'à 4-5 mois), contentez-vous d'un étirement de chaque côté.
- Pour les (presque) géants, renouvelez le geste 2 fois de chaque côté, en veillant à alterner les placements de main : une fois à l'extérieur du pied, une fois à l'intérieur, et de chaque côté évidemment !

Ma petite récap' étirements, pour ne rien oublier

1. Croisements horizontaux et bras en croix
2. Étirements verticaux des bras
3. Étirements jambes repliées
4. Petit bouddha
5. Mouvements croisés mains et pieds

Le massage, les étirements : un cadeau plus précieux que vous ne le pensez !
Vous le remarquerez peut-être : les mouvements croisés déclenchent souvent, vers 3-4 mois et plus, des éclats de rire que l'on ne peut pas vraiment expliquer. Un bonheur partagé, mais surtout un beau cadeau pour votre petit loup ! En effet, ces interactions positives viennent renforcer l'attachement, cette relation intime si unique qui vous lie à lui. Et plus vous répondrez à ses besoins et interagirez avec lui de façon positive, plus la relation d'attachement sera forte. Votre tout-petit intégrera alors sa « sécurité de base », qui lui permettra de prendre confiance en lui et de voler de ses propres ailes en toute sérénité quand il sera temps (pas tout de suite, heureusement !).

Le petit plus : des étirements pour maman aussi !

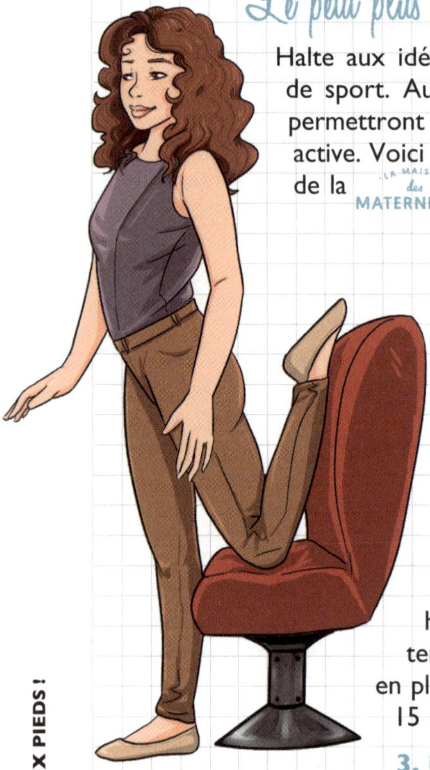

Halte aux idées reçues ! Les étirements ne sont pas réservés aux salles de sport. Au contraire, 5 minutes d'exercices ciblés chaque jour vous permettront d'alléger vos petites douleurs de jeune maman (un peu trop) active. Voici un programme sur mesure concocté par Karim, coach sportif de la LA MAISON des MATERNELLES.

1. L'étirement du psoas

Ce grand muscle situé sur l'avant de la cuisse est essentiel à la flexion du bassin… et mis à mal par les longues heures que vous passez assise derrière un bureau. Pour l'étirer, placez votre genou plié sur l'assise d'un fauteuil très stable, dessus du pied en appui sur le dossier. L'autre jambe reste en appui par terre, intérieur du genou calé contre le fauteuil. Redressez-vous pour étirer le muscle et maintenez la position 15 secondes.

2. Le pigeon (pour éviter les douleurs sciatiques)

Asseyez-vous sur votre tapis, une jambe repliée vers vous, hanche en ouverture et pied vers le centre, et l'autre jambe tendue vers l'arrière, pied en pointe. Étirez-vous vers l'avant en plaçant les mains au sol loin devant vous. Maintenez la position 15 secondes de chaque côté.

3. Les étirements des trapèzes (contre le stress)

Attrapez votre poignet gauche avec votre main droite dans votre dos, puis poussez votre menton légèrement vers la gauche afin d'étirer le cou (attention : le mouvement part du menton et non de la tête). Tenez l'étirement 15 secondes, puis changez de côté !

4. Après le sport, les étirements de la chaîne postérieure des jambes

Vous avez réussi à trouver le temps de courir (ou de marcher) quelques minutes rien que pour vous ? Après votre séance, placez-vous debout et tendez une jambe vers l'avant, talon bien ancré au sol et pointe du pied en l'air. Reculez les hanches pour venir fléchir l'autre jambe et sentir l'étirement. Prenez appui avec vos deux mains sur le haut de la jambe fléchie et maintenez la position 15 secondes avant d'étirer l'autre côté.

Chapitre 4

Aux petits maux les bons massages !

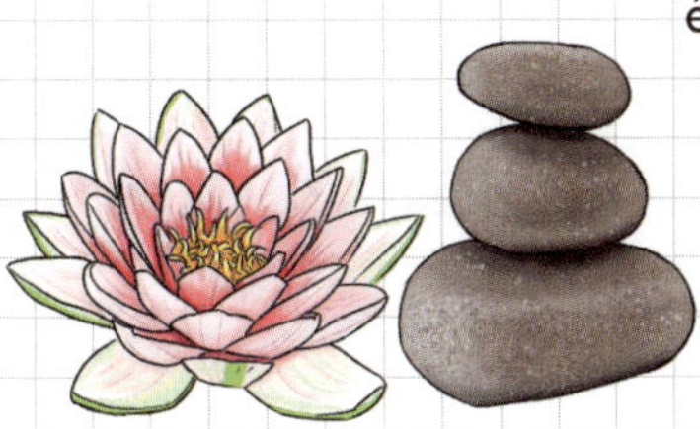

Il y a très longtemps, vous avez peut-être cru que la vie d'un bébé était une partie de plaisir. Après tout, à part manger, dormir et se faire dorloter, il n'avait pas grand-chose d'autre à faire de sa journée. Maintenant que vous êtes maman, vous le savez, votre petit virtuose ne voit pas toujours la vie en rose ! Entre ses soucis digestifs, son système immunitaire raplapla et ses poussées dentaires démoniaques, son quotidien peut même être parsemé d'embûches ! Heureusement, il existe des rituels bien huilés (et des astuces homologuées) pour l'accompagner dans les petites épreuves de sa vie.

Sept commandements pour devenir une pro de la réflexo

Associée (ou non) au massage indien, la réflexologie plantaire peut faire des miracles pour soulager les maux de votre petit poussin. Mais pas question de vous lancer les yeux fermés ! Au moment de vous initier, voici quelques préceptes à respecter…

1. Cette pratique millénaire je respecterai

La réflexologie plantaire est bien plus qu'un simple massage ! Véritable médecine traditionnelle, elle voit le jour dans la Chine ancienne avant d'être adoptée par les Égyptiens… puis de faire son apparition en Europe, il y a seulement un siècle de cela ! De quoi prouver son efficacité !

2. Son principe je comprendrai

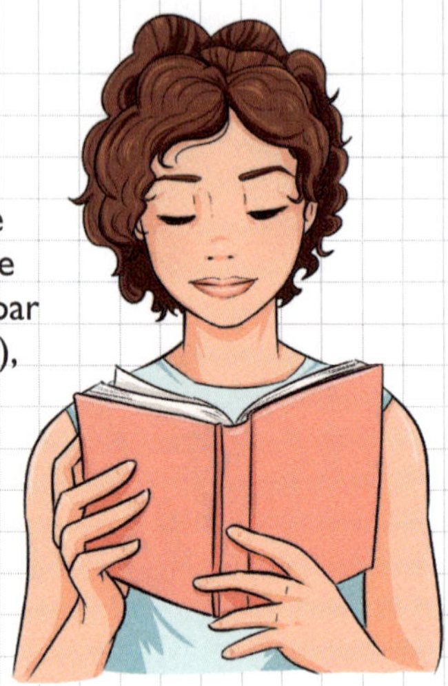

Au cœur de la réfléxo (plantaire) : le pied. Véritable « carte géographique » de l'organisme, il recense une multitude de points correspondant aux organes. En stimulant ces zones par digitopression (ou, plus simplement, par pression des doigts), on active la capacité d'autoguérison du corps contre des maux ciblés. Plus concrètement, cela donne quoi ? Votre bébé a mal au ventre, le nez qui coule ou les quenottes qui poussent ? Un massage de réflexo peut le soulager grâce à la stimulation des zones du côlon, des sinus ou des dents ! Pas mal, non ?

3. Le pied j'étudierai

Face aux petons de votre mignon, vous ne savez pas sur quel pied danser ? C'est normal... et prudent ! En effet, même si la cartographie du pied est moins précise chez le tout-petit que chez l'adulte (voir schéma ci-dessous), la réflexologie peut être terriblement efficace, d'où l'intérêt de ne pas solliciter une zone avant d'avoir révisé un peu !

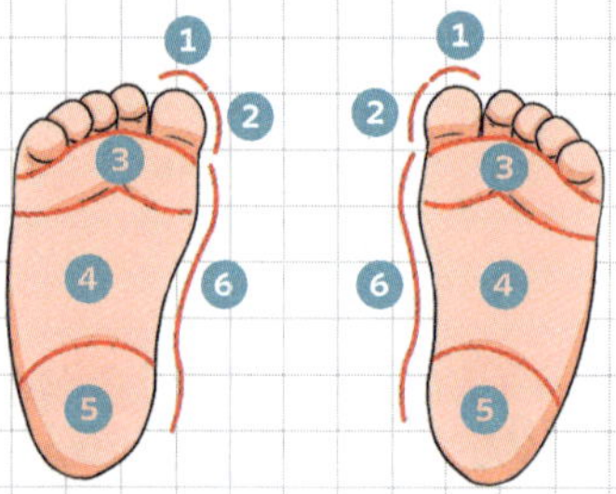

1. Cerveau
2. Tête
3. Zone respiratoire
4. Zone abdominale
5. Bassin
6. Colonne vertébrale

4. Avec douceur je masserai

Pour la même raison, pas question de triturer les arpions de votre rejeton comme vous le feriez avec votre compagnon. La réflexologie plantaire pour le bébé doit être réalisée tout en douceur, pour ne pas sursolliciter ses différents organes. Avec votre chaton, pas de pressions, mais simplement des effleurages adaptés à son âge !

Ma réflexo de maman stressée !

Depuis que vous êtes maman, vous avez mille et une raisons (supplémentaires) d'être stressée ! Pour dénouer vos tensions, adoptez la réflexologie... pour vous aussi ! Installez-vous confortablement sur un fauteuil ou en tailleur, réalisez quelques lissages de votre pied avec de l'huile, puis effectuez des petits cercles sur le point du plexus solaire, à la base interne de la boursouflure du pied, puis sur votre gros orteil (point de la tête, qui elle aussi a besoin de souffler). Renouvelez le geste pendant quelques minutes, le temps de sentir la zone s'assouplir !

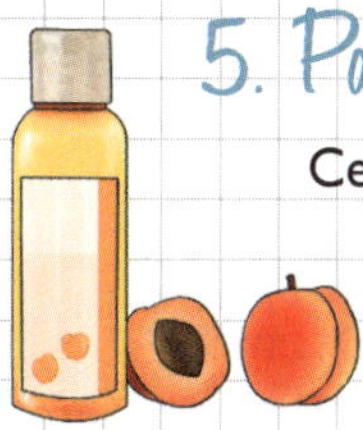

5. Par une mise en condition toujours je commencerai

Ce n'est plus un secret : votre bébé n'est pas vraiment un adepte de la spontanéité ! Si vous voulez l'initier à la réflexologie, veillez donc d'abord à le mettre en condition. Le bon geste : après avoir appliqué un peu d'huile dans vos mains, lissez sa voûte plantaire du talon aux orteils à l'aide de vos deux pouces. Après quelques répétitions, place au massage !

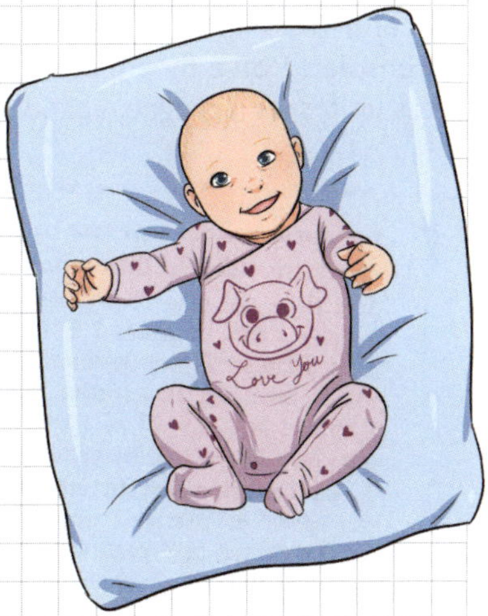

6. A mon bébé je m'adapterai

Pour la réflexo comme pour le massage, c'est votre marmot qui a le dernier mot ! Ainsi, s'il a accepté hier que vous le massiez pour soulager ses poussées dentaires (voir p. 70), peut-être n'est-il pas d'humeur aujourd'hui ! S'il vous manifeste son mécontentement, levez le pied… ou arrêtez !

7. Un professionnel je n'hésiterai pas à consulter !

Difficile d'apprendre à masser ses pieds en un tour de main ! Pour vous approprier les bons gestes et poser toutes vos questions, n'hésitez pas à vous inscrire à un atelier de massage/réflexologie pour bébé près de chez vous. L'idéal pour vous initier en douceur et vous lancer… du bon pied !

Maux de ventre : programme pour apaiser mon petit incommodé

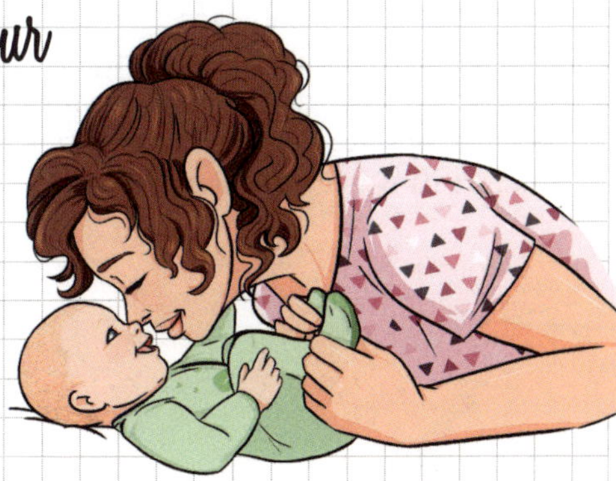

Depuis quelques jours, votre bébé vous semble inconsolable ? Il est tout à fait possible qu'il ait des troubles digestifs. Bonne nouvelle : en la matière, le massage et le portage peuvent lui redonner le sourire. Votre programme en 3 étapes…

1. Le massage qui apaise (et décoince)

Si vous pensez que les pleurs de votre bébé proviennent de maux de ventre ou de coliques, adoptez ce petit rituel !

Quelques précautions avant de le masser… Même s'il adore se faire masser, votre petit chou est comme vous : il y a des jours où il n'est simplement pas d'humeur à se faire pétrir, surtout s'il éprouve une gêne ou s'il a le ventre douloureux. Dans ce cas, mais aussi s'il est encore tout petit, passez directement à la réflexologie.
Au contraire, en cas de constipation, un massage du ventre (un peu) plus appuyé peut le consoler. Votre mot d'ordre de maman masseuse : évaluez la situation, faites un test (s'il grogne, abandonnez) et gardez toujours la main légère !

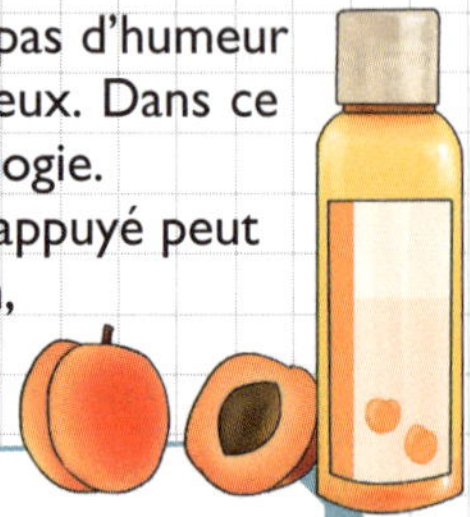

Coliques, ballonnements, constipation : comment faire la différence ?

1. Il pleure sans cesse, devient tout rouge, se raidit, serre ses petits poings ? À en croire votre maman, c'est sûr, votre tout-petit a **des coliques !** En réalité, le diagnostic n'est pas si simple. En effet, les coliques répondent à des critères précis, définis par le corps médical, à savoir : « des pleurs durant plus de 3 heures par jour, pendant plus de 3 jours par semaine, depuis plus d'une semaine, chez un nourrisson en bonne santé » (voir p. 94). Leur origine : difficile à déterminer ! Si certaines hypothèses ont été avancées (immaturité du système digestif, gaz, intolérance au lactose, comportement naturel de petits bouts très émotifs), rien ne confirme que coliques = côlon ! Heureusement, ces pleurs inconsolables passent vers 3 mois.

2. La constipation est beaucoup plus simple à identifier. Bénigne et très fréquente chez les nourrissons, surtout ceux qui ont de moins de 1 mois et qui sont allaités au sein, elle est diagnostiquée quand votre bébé a des selles rares (moins d'une tous les 4 jours), dures, sèches et difficiles à expulser, ce qui peut expliquer ses pleurs ! Généralement d'origine alimentaire ou liée à l'immaturité de l'appareil digestif de votre piou-piou, la constipation doit tout de même faire l'objet d'une consultation quand elle s'installe.

3. Pour les mêmes raisons, votre bébé peut rencontrer des petits problèmes **de gaz ou de ballonnements.** Identifiables à son ventre gonflé, parfois dur, ils sont certes désagréables et promettent de purs moments de poésie, mais ne doivent pas vous inquiéter !

Les bons gestes pour stimuler son transit

- Après les grands lissages habituels (voir p. 29), repliez les genoux de votre bébé sur son ventre et exercez une légère pression pendant 5 à 10 secondes ①.
- En gardant la même position, réalisez 5 petits cercles dans le sens des aiguilles d'une montre. Ce sont alors les jambes de votre bébé qui viennent le masser.
- Relâchez ensuite ses gambettes avant de masser son ventre avec votre main (3 cercles), toujours dans le même sens ②.

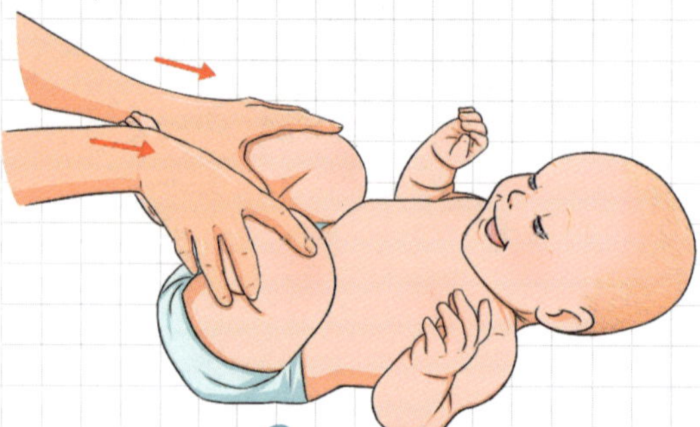

①

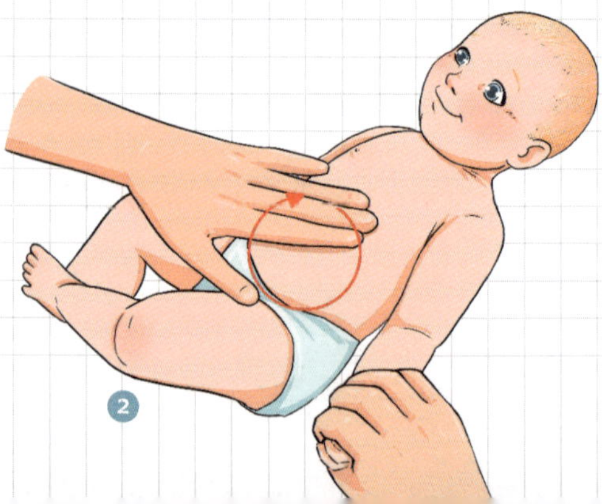

②

- Enfin, lissez du haut du torse jusqu'au ventre et, une fois à hauteur de son nombril, soulevez votre main sur la tranche pour continuer votre geste jusqu'au bas-ventre. Répétez le mouvement 5 fois, en alternant les deux mains (3).

Le bon rythme : reprenez l'enchaînement 3 fois de suite, 2 ou 3 fois par jour.

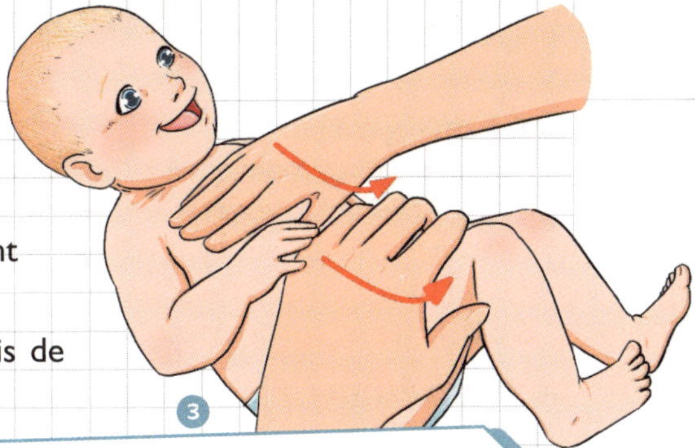

Votre bébé est constipé ? Faites des virgules !
Depuis quelques jours, il vous a offert une pause bien méritée dans vos corvées de couches souillées ? Insistez, lors du massage précédant, sur les cercles sur le ventre et finissez par un geste clé : la virgule. En réalisant une pression avec 3 doigts, effectuez un quart de cercle sur le bas-ventre de votre petit bouchon, comme si vous veniez tracer une virgule (à répéter 5 fois). Le bon repère : si le nombril de votre tout-petit était le centre d'une horloge, votre main lisserait la zone de 3 à 6 heures.

2. La réflexologie anti-bouchons

Associée au massage du ventre, la réflexo a tout bon contre la constipation !

Quelques précautions d'usage... Quelle que soit la zone ciblée par le massage, la réflexologie peut être terriblement efficace, tout particulièrement chez les enfants, ce qui peut être particulièrement délicat vu la taille du pied (si mignon) de votre bébé. Pour ne pas stimuler involontairement des points de réflexo que vous auriez volontiers ignoré, veillez à éviter tout geste trop appuyé.

Les zones à masser : s'il est constipé, il est l'heure de stimuler ses organes digestifs, et plus particulièrement…

- **La zone du côlon ascendant :** située sur son pied droit, elle suit une ligne partant du bord extérieur, juste au-dessus du talon, jusqu'à la mi-hauteur de son peton.
- **Les points du côlon transverse :** ils traversent les deux pieds, de part et d'autre, en leur milieu.
- **La zone du côlon descendant :** située sur son pied gauche, elle est parfaitement symétrique à celle du côlon ascendant.
- **Le point du sphincter anal :** il est localisé au milieu du talon gauche.

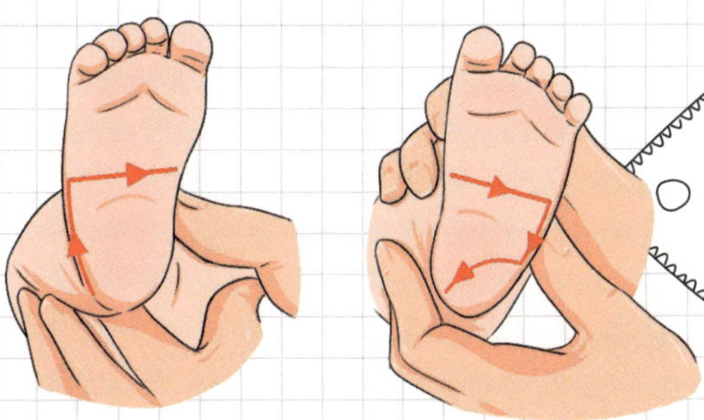

L'astuce d'Olivia
Vous vous apprêtez à lui faire une petite séance de réflexologie ? N'oubliez pas de lui glisser une couche propre sous les fesses ! Même si cela fait plusieurs jours qu'il est constipé, vous allez être surprise de voir à quel point son transit peut se débloquer rapidement !

Les bons gestes

- Après quelques mouvements de lissage, prenez le pied droit de votre bébé dans une de vos mains. D'un doigt, venez « surligner » la zone du côlon ascendant.
- Ensuite, dessinez une ligne allant de l'extérieur de son pied droit (le fameux côlon transverse) vers l'intérieur, puis de l'intérieur de son pied gauche vers l'extérieur.
- De là, faites un mouvement descendant en arc de cercle jusqu'au milieu de son talon.

Le bon rythme : répétez le trajet 3 fois, à chaque change tant qu'il est constipé.

3. Le portage qui soulage

Son bidon le rend grognon ? Il a des coliques ? Votre bébé peut être soulagé par le portage à même vos bras ou en écharpe (voir p. 76). Qui n'a pas besoin d'un peu de chaleur (physique et psychologique) face à un gros chagrin ? Les positions à tenter…

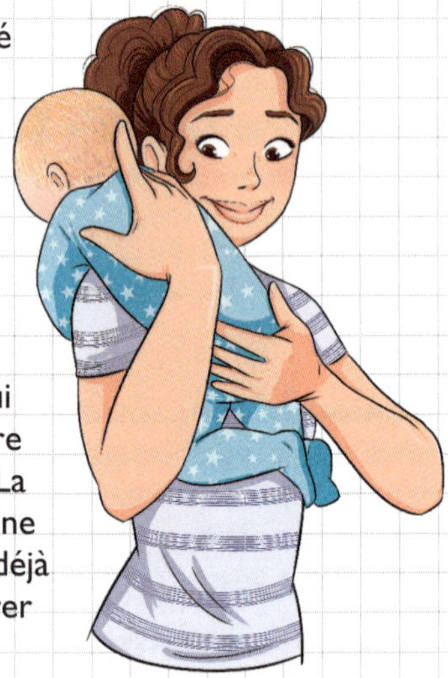

Le portage sur l'épaule

Vous passez votre journée à porter votre bébé contre vous et rien n'y fait ? Tentez simplement de remonter votre petit bouchon pour que son ventre (et non son torse) soit en appui contre votre épaule… sans oublier de placer une main derrière sa nuque et sa tête pour bien les soutenir, évidemment ! La pression ainsi favorisée pourra calmer ses maux de ventre ! Une option, si la tête de votre bébé est bien calée ou qu'il la tient déjà tout seul, est de placer votre main sur son dos et de l'effleurer par des petites caresses circulaires du pouce et de l'index.

Le portage à califourchon

Calez votre tout-petit à plat ventre sur votre avant-bras, tête en appui dans le creux de votre coude vers l'extérieur, son petit ventre calé sur votre main (qui exerce juste la pression nécessaire pour lui faire du bien) et sa base soutenue par vos doigts au niveau du pubis. Pour le soulager toujours plus, regroupez ses jambes pour lui replier les genoux !

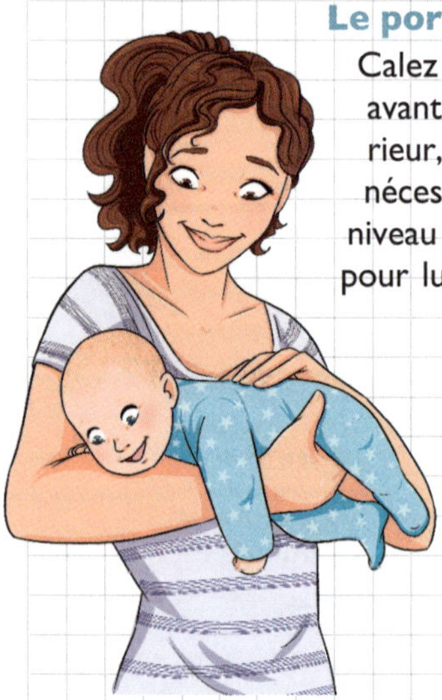

Constipation, coliques : mes petits réflexes qui font du bien !

Un massage contre les troubles digestifs et les coliques ? C'est bien ! Ajoutez à cela des petits gestes au quotidien, quelques astuces de grand-mère et beaucoup de bon sens, et votre petit chat vous remerciera… Comme il le pourra !

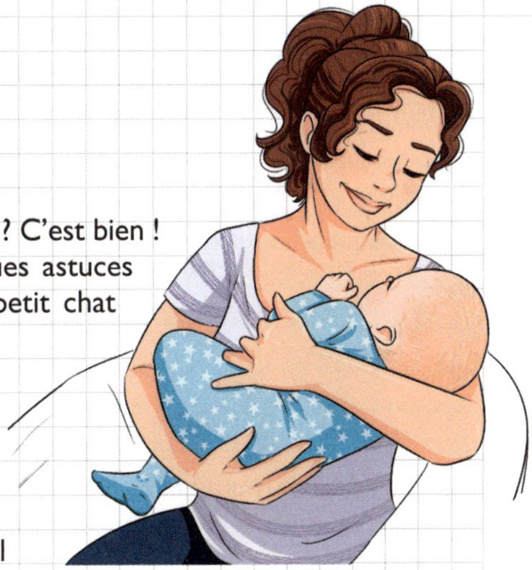

Ma check-list pour apaiser ses coliques

Avant tout…

→ Je vérifie qu'il n'a pas de fièvre, qu'il mange bien, qu'il ne perd pas de poids, qu'il dort correctement en dehors de ses épisodes de pleurs, qu'il ne semble pas gêné par quelque chose d'inhabituel.

→ J'évalue les éventuels changements récents dans sa routine (passage à un autre lait, prise de médicament).

→ Je tente ce qui le calme habituellement (changer sa couche, lui donner sa sucette, le biberon…).

Il continue à pleurer ?

→ Je lui offre un environnement favorable au repos : une chambre calme, des lumières tamisées, une bonne température ambiante (19 °C la nuit).

→ Je le garde tout près de moi (peau-à-peau, portage en écharpe…).

→ Je pose sur son ventre une petite bouillotte (pas trop chaude et spéciale pour les bébés).

→ Je lui apporte du réconfort : je lui chante des berceuses, lui donne un bain, le masse…

→ Je reste en mouvement : je sors me balader, faire un tour en voiture (avec lui, bien sûr !).

→ Je limite les petits tracas digestifs liés à ses repas : j'essaye d'organiser le biberon ou la tétée dans le calme, de lui donner la bonne quantité, d'éviter qu'il n'absorbe trop d'air, de bien lui faire faire son rot…

→ S'il est toujours inconsolable, je consulte le pédiatre !

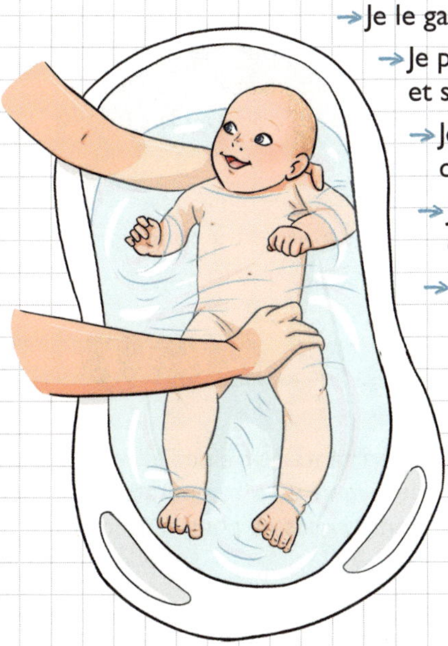

Peut-on traiter les coliques ?

Il n'y a pas de médicament miracle contre les coliques. Toutefois, votre médecin pourra vous proposer différentes pistes de prise en charge selon les maux associés à ses pleurs, comme :

- l'ostéopathie ;
- l'homéopathie (Colocynthis, Dioscorea villosa) ;
- le julep gommeux, préparation réalisée à partir d'eau de chaux et de gomme arabique, si les coliques sont liées à une acidité de l'œsophage et de l'estomac ;
- un probiotique ou certaines tisanes (voir p. 94) ;
- en cas de douleurs, des antalgiques ou des antispasmodiques.

Constipation : je tente ou non ?

Vous ne savez plus quoi faire face à votre petit bouchon ? Adopter les astuces de grand-mère n'est pas toujours la solution. La preuve en quelques (fausses) bonnes idées…

Je le mets à l'eau (fortement minéralisée) !

Mauvaise idée, mais… Certes, les eaux fortement minéralisées type Hépar® peuvent accélérer le transit de votre bébé, mais elles fatiguent aussi ses reins. À éviter par conséquent chez les nourrissons et à tenter exceptionnellement, après accord du pédiatre, s'il a plus de 6 mois. En revanche, il est vrai que plus votre petit poisson boira, moins il sera constipé. Tisanes, biberons d'eau : c'est open bar après 6 mois !

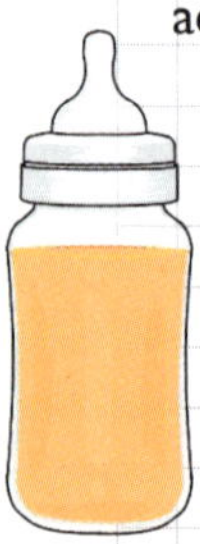

Je lui offre un verre de jus d'orange !

Bonne idée… s'il a l'âge ! Si vous avez déjà commencé la diversification alimentaire, c'est le moment de tenter les aliments aux vertus laxatives, comme les fruits crus et les jus de fruits frais (vers 7-8 mois), les légumes verts ou les pruneaux. En revanche, s'il a moins de 6 mois, pas question de déroger à ses menus habituels !

J'ajoute de l'eau dans son lait !

Très mauvaise idée ! Les dosages de lait infantile sont évalués pour répondre aux besoins nutritionnels du nourrisson ! Pas question de les revoir sous prétexte qu'il a un transit paresseux. En revanche, votre pédiatre pourra vous conseiller un nouveau lait (moins riche en caséine, plus riche en lactose…).

J'opte pour l'homéopathie !

Bonne idée ! L'homéopathie peut être très efficace contre la constipation, à condition de consulter un pro ! Les pistes à creuser avec lui…

- Il doit faire des efforts, il crie quand il va à la selle : Nux vomica.
- Ses selles sont volumineuses, gluantes, lui font mal : Graphites.
- Ses selles sont dures et sèches : Natrum muriaticum.

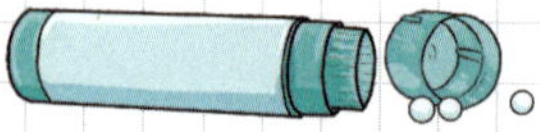

Un suppo et au lit !

Mauvaise idée ! Les suppositoires de glycérine peuvent être irritants et freiner le réflexe normal de défécation. C'est non ! De même, pas question de prendre sa température de manière intempestive. Non seulement cela n'accélère pas le transit, mais ça peut causer des ulcérations de l'anus.

Mon programme de réflexo pour soulager son reflux ou son RGO !

Si son lait semble sortir aussi rapidement qu'il est entré dans son gosier, il y a fort à parier que votre bébé a des régurgitations, voire (plus rarement heureusement) un reflux gastro-œsophagien pathologique (RGO). Là encore, il y a un massage qui peut lui faire du bien !

Régurgitations, vomissements ou reflux gastro-œsophagien ?
Il fait des petits bruits de tuyauterie dignes de la maison de vos grands-parents ? Il recrache son lait juste après le biberon ou la tétée ? Aussi unique soit-il, votre bébé est sûrement, comme la moitié des bébés, sujet à des **régurgitations.** Ces dernières sont liées à un phénomène physiologique, le reflux gastro-œsophagien, qui se traduit par des remontées du contenu de l'estomac dans l'œsophage, puis dans la bouche. Et quoi de plus normal ? Pour bien grandir, votre bébé doit absorber une quantité astronomique de lait par rapport à son poids et à la taille de son micro-estomac ! Pas de panique, donc, les régurgitations sont complètement normales et elles passeront d'elles-mêmes au bout de quelques semaines.
En revanche, le **reflux gastro-œsophagien (ou RGO)** peut devenir pathologique. Dans ce cas, les remontées deviennent souvent douloureuses à cause d'une œsophagite (une inflammation des muqueuses de l'œsophage). Résultat : votre chaton pleure pendant (et/ou après) la tétée ou le biberon, s'agite, refuse parfois de s'alimenter, régurgite et ne prend plus de poids. Heureusement, il existe des médicaments très efficaces contre l'œsophagite que votre pédiatre pourra vous prescrire après confirmation du diagnostic.
Quant aux **vomissements,** ils sont généralement d'origine virale (comme la gastro-entérite), et alors dus à des nausées (l'estomac du bébé se contracte). Votre petit vomit, parfois en jet, le lait qu'il a déjà commencé à digérer, contrairement aux régurgitations. Il vient de vous asperger de ce qui, à l'odeur, vous rappelle du lait caillé ? Pas de doute, ce sont des vomissements !

1. Un massage pour son estomac tatillon...

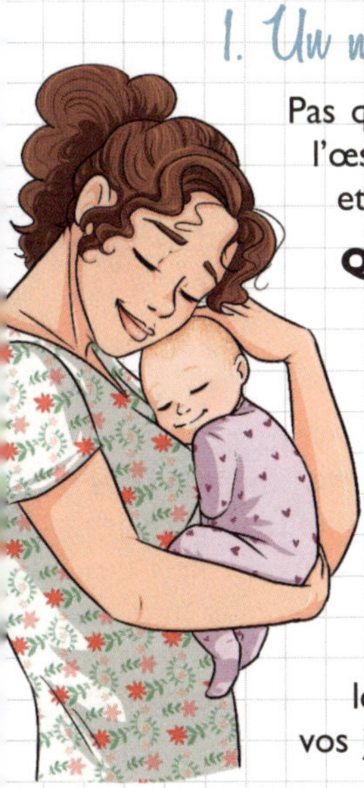

Pas question de solliciter le ventre de votre marmot s'il a déjà l'estomac (et l'œsophage) en feu ! Pour l'apaiser, oubliez le Shantala avant ou après le repas, et misez plutôt sur la réflexo...

Quelques précautions d'usage

En réflexologie, le massage de la zone de l'œsophage permet de réduire l'inflammation de celle-ci. L'idéal est donc d'instaurer votre petit rituel avant la tétée ou le biberon pour limiter les risques de régurgitation. Le hic : maintenant que vous connaissez un peu votre petit loup, vous savez qu'il est compliqué de le masser quand il a les crocs ! La solution : effleurez plutôt ses pieds une grosse heure après son dernier repas. Quant à l'installation, elle peut, elle aussi, être problématique si votre bébé a un reflux pathologique. Allongé sur le dos, il risque de râler, voire de se répandre (à nouveau). Veillez donc plutôt à le caler en position légèrement surélevée dans un cocon, sur son coussin d'allaitement ou sur vos jambes.

Le bon geste

Prenez le peton de votre petit dans l'une de vos mains. De l'autre (ou plutôt du doigt), lissez une ligne imaginaire partant de l'espace entre le gros orteil et l'index du pied jusqu'à la base extérieure de la boursouflure du pied. À renouveler 3 fois sur chaque pied.

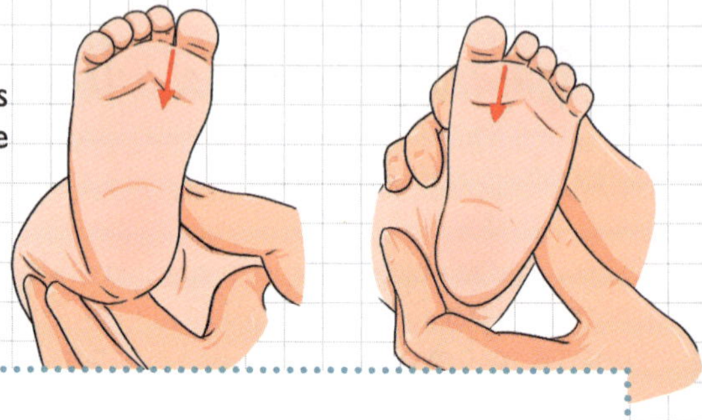

Le témoignage de Delphine, 27 ans

Mon bébé avait 2 mois quand le pédiatre a diagnostiqué son RGO. Il lui a donc prescrit un traitement, qui n'a malheureusement pas été efficace tout de suite. Comme j'étais assez désemparée face aux pleurs d'Arthur, j'ai appelé ma sage-femme, qui m'a conseillé la réflexologie. Les premières tentatives ont été des échecs cuisants : dès que j'allongeais Arthur, il hurlait à la mort. Après quelques jours, on a fini par trouver une solution qui semblait lui convenir : je l'installais sur les genoux de mon mari et je m'asseyais face à eux pour le massage. Difficile de dire si c'est la réflexo, le traitement ou les deux qui ont fait effet, mais Arthur a finalement repris du poids, et je garde de cette période douloureuse un joli souvenir de notre petit rituel à trois.

2.... et quelques réflexes pour apaiser ses régurgitations

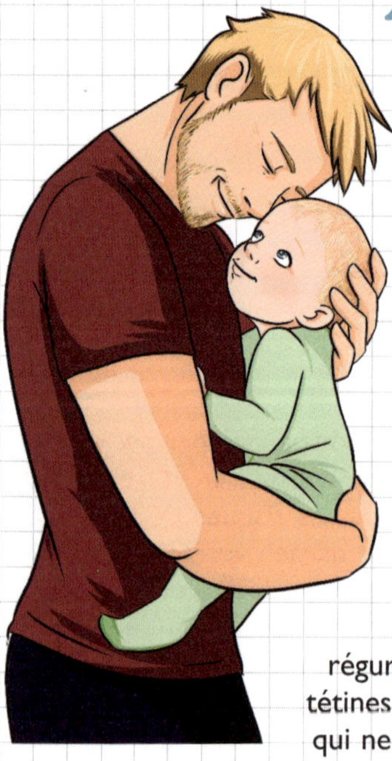

Pour calmer ses régurgitations, il suffit parfois de mini-changements qui peuvent facilement se résumer en 3 lettres.

Remplacez son lait

Ses régurgitations sont encore plus nombreuses que vos pauses café au bureau la veille d'un départ en vacances ? Son pédiatre vous conseillera peut-être d'essayer un lait épaissi ou anti-régurgitation (AR), ou d'ajouter une farine (riz, tapioca), voire une solution prémixée (MagicMix®…) à son lait usuel.

Glanez le bon équipement

Les biberons anti-régurgitations, c'est peut-être un détail pour votre pédiatre, mais pour vous ça voudra (sûrement) dire beaucoup ! Coudés, ils empêchent le bébé d'avaler trop d'air pendant le repas et limitent ainsi les régurgitations. À tenter ! Autre investissement à prévoir : des tétines qui conviennent bien à son âge et des vêtements amples qui ne gênent pas le ventre de votre petite merveille. Les petites tenues ceinturées ou les pantalons élastiqués à la taille, c'est out !

Organisez ses repas (et ses siestes) autrement

S'il a l'habitude de siffler son biberon (ou votre lait) en deux temps, trois mouvements, vous allez devoir changer ses petites habitudes ! Pour limiter ses régurgitations (et calmer un mauvais RGO), commencez par lui donner à manger dans un environnement calme, en faisant régulièrement des pauses, puis gardez votre nourrisson bien droit au moins le temps du rot, et en position semi-verticale (contre vous, sur un coussin d'allaitement) pendant les 30 minutes suivantes. Au contraire, évitez toute activité trop intense et ne l'allongez pas tout de suite après le repas. Enfin, n'hésitez pas à surélever légèrement la tête de lit de votre petite marmotte pour lui éviter les petits tracas gastriques au moment du coucher !

Le témoignage de Claire, 35 ans

Pendant des semaines, le change après le biberon a été un enfer : j'allongeais Clara, elle hurlait, régurgitait… et je finissais par la changer de la tête aux pieds ; moi aussi, j'étais à moitié en pleurs. Une amie m'a alors livré l'astuce de sa pédiatre : donner la moitié du biberon, faire une pause, changer sa couche et reprendre le repas après. Je recommande !

Mon programme « tranquillité » pour détendre mon bébé agité !

Depuis la naissance de votre bébé, vos débuts (voire vos fins) de soirée ont bien changé ! Face à ses pleurs, à son agitation ou à ses difficultés d'endormissement, vous ne comptez plus les heures passées à le bercer tendrement… Et si vous tentiez plutôt de lui proposer un massage adapté à son comportement ?

Pourquoi les bébés pleurent-ils plus le soir ?

Au cours de leurs premiers mois de vie, les bébés connaissent tous (ou presque) une phase d'agitation ou de pleurs entre 18 heures et minuit, qui commence vers 3 semaines, connaît un pic vers 6 semaines et diminue vers 3 mois. Pourquoi ? Complètement physiologiques, ces pleurs sont liés au développement neurologique du nourrisson. En effet, lors de ses premières semaines, votre petit perturbateur de nuits suit encore le rythme qu'il avait dans votre ventre tout en s'adaptant à son nouveau mode de vie. En fin de journée, il « décharge » donc ce qu'il a appris, entendu, vécu, pendant la journée, ce qui se traduit naturellement par des pleurs. Bonne nouvelle donc : ces pleurs sont le signe qu'il grandit bien !

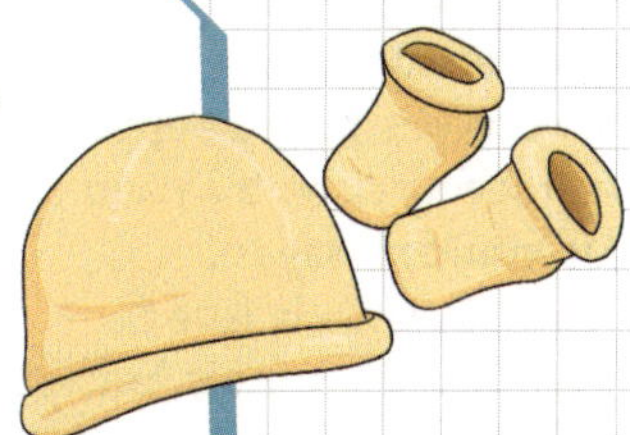

1. A l'heure du coucher, mon bébé est au taquet ? Je lui masse les extrémités !

Votre bébé semble bien décidé à ne pas roupiller ? Le Shantala peut l'accompagner dans les bras de Morphée !

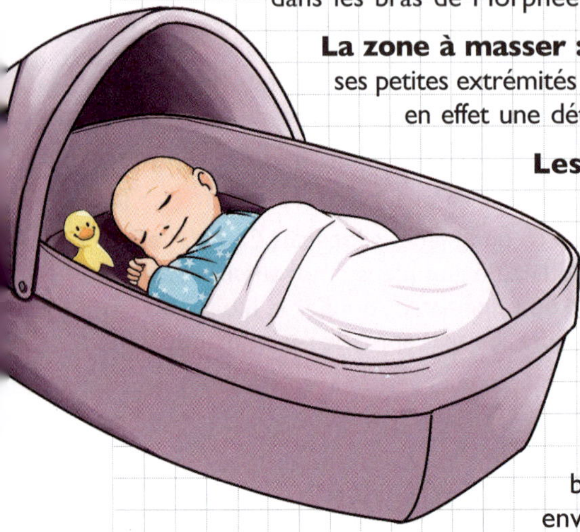

La zone à masser : en plus ou à part de votre rituel habituel, insistez sur ses petites extrémités ! Le massage de la tête, des mains et des pieds procure en effet une détente parfaite avant le coucher.

Les bons gestes : vous les connaissez désormais par cœur ! Reprenez votre petite routine en version ultra-douce : les lissages (voir p. 29), les grands cercles sur le crâne, les effleurages de la nuque (voir p. 33)… Seule différence : lors du massage du visage, insistez particulièrement sur la ligne au-dessus des sourcils, avant d'embrayer sur la suite.

Le bon rythme… est celui accepté par votre bébé ! S'il est grognon en soirée, il aura peut-être envie de couper court aux festivités !

2. Dès que je le laisse, il stresse ? Je lui propose des pressions !

Dès que vous le posez, il commence à râler ? À peine installé dans son petit lit, il gémit ? Pour votre bébé, ce n'est pas tant la zone de massage que le geste qui importe !

La bonne technique : particulièrement enveloppantes, les pressions sont extrêmement-rassurantes, et donc idéales pour les tout-petits déjà stressés (il n'y a pas d'âge pour commencer), ou qui viennent tout juste de pointer le bout de leur nez !

Les bons gestes (et le bon rythme) : qu'il vienne de quitter votre utérus ou qu'il soit nerveux comme une puce, votre enfant ne sera sûrement pas prêt à supporter vos lubies bien longtemps ! Mieux vaut donc raccourcir votre routine Shantala usuelle pour ne conserver que :

- les grands lissages ;
- le massage de la tête ;
- les pressions sur les bras et les jambes ;
- le massage des pieds et des mains.

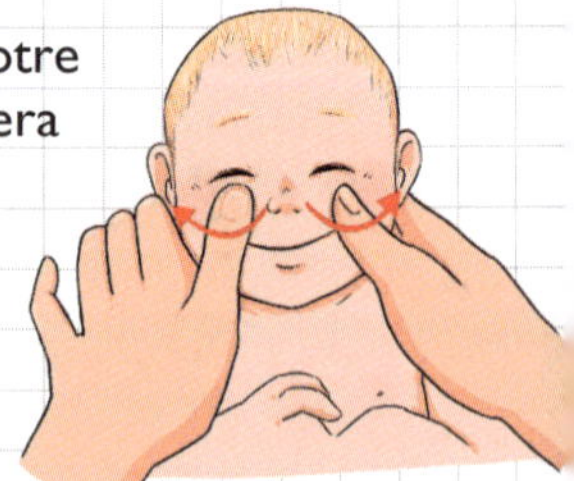

L'alternative : il continue à faire son ours(on) ? Allez droit au but ! Commencez par les grands lissages, puis enveloppez vos deux mains autour de son petit crâne (sans réaliser de pression, attention). Ensuite, placez vos mains bien à plat sur ses épaules et descendez-les symétriquement en une série de petites pressions sur le torse, les hanches et les jambes.

Je décode les pleurs de mon bébé

Selon l'ancienne cantatrice australienne Priscilla Dunstan, il existerait une sorte de langage universel permettant aux nourrissons d'exprimer leurs besoins physiologiques, un langage qui (miracle !) peut être traduit !

Quelques exemples ?

- Un pleur en « na » correspondrait à la faim.
- Un pleur en « aoh » avec un bébé qui ouvre grand la bouche en ballon de rugby serait plutôt un signe de fatigue.
- Un pleur en petits « hé, hé, hé » (ou « hein ») répétitifs vous rappellerait plutôt à l'ordre pour l'aider à faire son rot.

Intéressée ? N'hésitez pas à lire *Il pleure, que dit-il ?* de Priscilla Dunstan (éditions Jean-Claude Lattès)... ou à aller sur YouTube, tout simplement !

3. Il sort à peine de la maternité et il est déjà agité ? Je l'initie à la réflexologie !

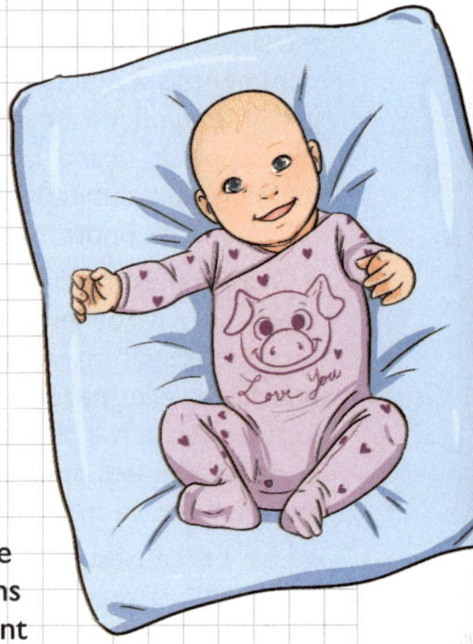

Certes, il n'est jamais trop tôt pour l'initier au massage, mais, au cours de ses premiers jours, votre nourrisson aura déjà beaucoup de nouveautés à assimiler... d'où l'intérêt d'y aller tout doux !

Les zones à masser : le massage des points du plexus (au centre, à la base de la boursouflure du pied), de la colonne vertébrale (sur le bord interne du pied) et de la tête (au niveau du gros orteil) est idéal pour un apaisement physique et mental.

Les bons gestes : commencez par les quelques lissages de mise en jambes. Ensuite, à l'aide du pouce, réalisez 3 petits cercles dans le sens des aiguilles d'une montre sur le point du plexus, puis effleurez tout le bord interne du pied avec votre doigt, du bas vers le haut (3 répétitions). Enfin, faites des petits mouvements circulaires, là encore de droite à gauche, sur son gros orteil. À faire sur les deux pieds.

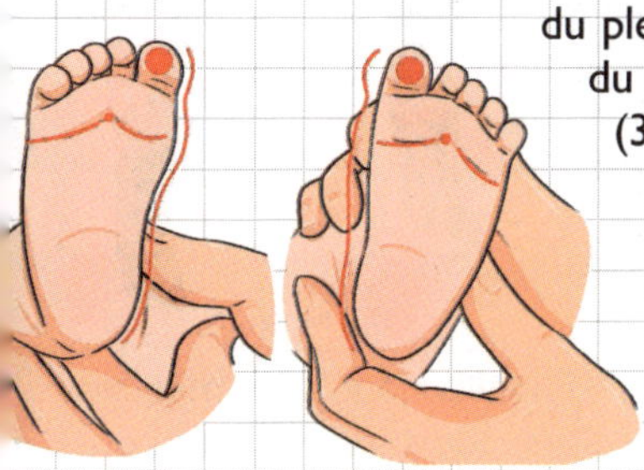

Le bon rythme : une fois par jour, au moment du coucher. N'hésitez pas d'ailleurs à introduire ces quelques gestes au plus tôt dans votre rituel du soir. Succès garanti chez les grands comme chez les petits.

Il est tout petit, agité, stressé, il pleure et ne veut pas dormir : je fais quoi ?

Ces 3 massages ne sont absolument pas exclusifs les uns par rapport aux autres. Au contraire, c'est en faisant votre cuisine que vous trouverez la recette gagnante pour votre petite boule de stress ! Quelques exemples...

- Réalisez uniquement les grands lissages et les massages des extrémités.
- Tentez seulement les grands lissages... et les pressions.
- Faites un massage Shantala global et finissez par la réfléxo si votre bébé est super-dispo.
- Proposez-lui uniquement la réfléxo ou les pressions s'il n'est pas dans un bon jour.

Veillez simplement à être attentive aux gestes auxquels votre bébé est le plus réceptif avant de les inclure dans un rituel qui le rassurera !

4. Quoi que je fasse, jamais il ne se lasse (de pleurer) ? Je tente le tout pour le tout !

Vous avez tenté de le triturer de la tête aux pieds, mais, même après le massage, il n'est pas plus calme ? Rassurez-vous, tous les parents sont passés par là et tous (ou presque) ont fini par trouver LE truc qui a réconcilié leur tout-petit avec la mise au lit. À tenter !

1. Faites du bruit !

« Pendant ses 4 premiers mois, Augustine était inconsolable à chaque fois qu'on la posait dans son berceau… Comme je commençais à craquer, une copine m'a suggéré de télécharger une appli de bruits blancs, sorte de grésillements qui me rappelait quand la vieille télé de ma mamie tombait en panne. J'étais dubitative et pourtant, dès que j'ai allumé mon téléphone, la petite s'est endormie. » (Anne, 25 ans)

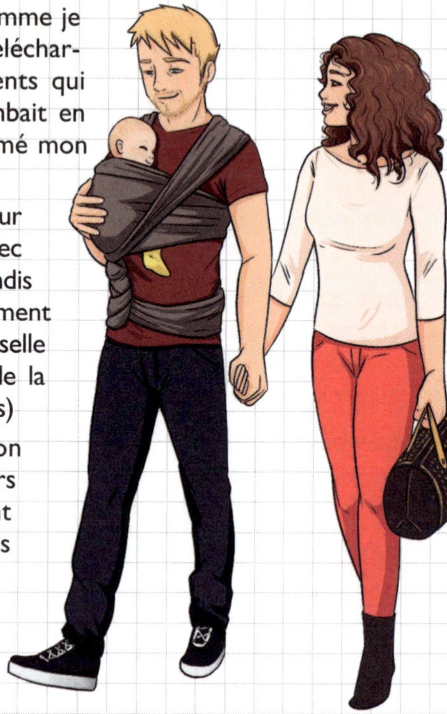

« Quand on est rentrées de la maternité, j'ai tout fait pour créer un environnement calme pour mon bébé. Échec total ! Je passais ma journée à marcher sur des œufs tandis que Luna, elle, ne dormait pas. Un soir, j'étais tellement lessivée que je n'ai plus fait attention. J'ai vidé le lave-vaisselle la radio allumée, appelé ma mère pour la 200e fois de la journée… et ça m'a frappé : plus un cri. » (Sam, 32 ans)

« Les berceuses, cela n'a jamais vraiment été mon truc… Alors, quand Nour est née, j'ai apaisé ses pleurs en faisant le tour de la maison et en lui décrivant doucement tout ce que je voyais, même si c'était sans intérêt : le linge à plier entassé sur le canapé, la voisine (très mal habillée) qui sortait ses poubelles, le papier toilette qu'il fallait remplacer… Tout y passait, et c'était plutôt efficace ! » (Sarah, 31 ans)

2. Voyez petit !

« Chaque soir, c'était la même histoire : Charlotte somnolait tranquillement dans mes bras ou sur son transat, mais, dès que je la mettais dans son berceau (suédois, qui m'avait coûté un bras), la crise ! Et puis, ma mère a émis l'hypothèse qu'après 9 mois tassée dans mon ventre elle avait peut-être seulement besoin de moins de place pour être rassurée. J'ai donc investi dans un petit couffin en carton recyclé (économique et écologique) beaucoup plus étroit. Ultra-efficace ! » (Louise, 30 ans)

3. Remettez-vous en forme !

« J'ai découvert un peu par hasard que mon fils Raphaël trouvait les squats particulièrement relaxants. J'avais essayé quelques flexions, pensant que cela pouvait l'amuser… et il s'est endormi 3 minutes après. J'ai perdu quelques kilos de grossesse et gagné quelques heures de sommeil grâce à cela ! » (Fanny, 29 ans)

LA MAISON des MATERNELLES

Comment apaiser les pleurs de mon bébé ?
Les conseils de Laurence Rameau, puéricultrice de la Maison des Maternelles
S'il pleure, qu'il n'est pas bien, il est surtout important d'aller voir votre bébé et de le prendre dans vos bras. Le portage a un fort effet apaisant, a fortiori dans les positions qui favorisent l'enroulement naturel du tout-petit. Ensuite, n'hésitez pas à adapter vos gestes à ses besoins (ou à ceux que vous devinez). Ainsi, si votre bébé a mal au ventre, vous pouvez par exemple le porter sur votre avant-bras afin qu'il ait le ventre bien calé (voir p. 58). Enfin, n'oubliez pas qu'être sur plusieurs « canaux sensoriels » aide à calmer votre bébé. Ainsi, en le portant, veillez à lui masser doucement le dos et à lui chanter une petite chanson.
Si cela ne fonctionne pas, tentez d'autres pistes : allez vous promener, décalez le bain du matin au soir, proposez-lui une tétine…

« C'est un grand classique, mais rien ne valait les balades en poussette pour apaiser Léo. Chaque soir, après notre dîner et son dernier biberon, on s'obligeait à faire un tour dans notre quartier. Cela nous a non seulement permis de passer de beaux moments en amoureux, mais aussi d'apaiser notre bébé. Quelle chance qu'il soit né au printemps ! » (Céline, 33 ans)

4. Déléguez !

« J'ai rapidement dû me rendre à l'évidence après la naissance de Gabriel : le peau-à-peau (voir p. 75) semblait bien mieux fonctionner avec son papa qu'avec moi. On en plaisante aujourd'hui en parlant de l'effet apaisant de son poil, mais je pense en réalité qu'il était beaucoup moins stressé que moi et que Gabi le ressentait. » (Maud, 35 ans)

Rhume : mon programme pour passer l'hiver (presque) sans encombre

Il a le nez qui coule, il est encombré, il a du mal à respirer… Chez un bébé (qui ne respire que par le nez), même un rhume ou une rhino-pharyngite peuvent rapidement devenir très pénibles. La solution : une routine de réflexo adaptée à l'état de santé de votre bébé.

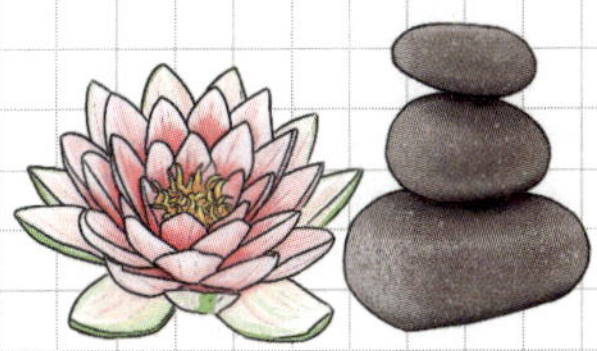

Au secours, il est TOUT LE TEMPS malade !
Si votre bébé accumule les rhinites et les rhino-pharyngites, c'est normal ! Non seulement ces infections virales sont très contagieuses, mais le système immunitaire de votre bébé (soit l'ensemble des mécanismes lui permettant de se défendre contre les infections) est encore immature. Malheureusement, ce n'est qu'en étant en contact avec lesdites infections que son organisme construit son immunité, ce qui va lui demander 5 ou 6 ans… Certes, chaque petit champion est plus ou moins costaud selon son mode d'alimentation, son hygiène de vie ou tout simplement ses dispositions naturelles, mais rassurez-vous : s'il vous attrape aujourd'hui tous les miasmes de la crèche, il sera blindé d'anticorps pour sa rentrée à l'école !

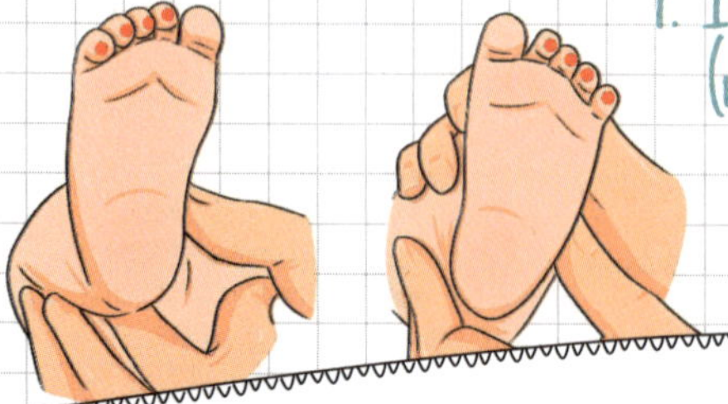

1. Il a un petit rhume de rien du tout (mais il grogne quand même)

À la simple idée d'avoir un rhume, vous dégainez votre Fervex®/Humex®/autre produit peu recommandé pour éviter d'avoir le nez qui coule ? Imaginez à quel point votre bébé doit être gêné…

L'astuce d'Olivia
Il est tout à fait possible d'inclure les gestes de réflexologie ciblés lors du massage Shantala global… si votre bébé est suffisamment en forme ! En revanche, si son rhume s'accompagne de fièvre, même légère, mieux vaut laisser son organisme au repos et ne lui proposer que la réflexo !

La zone à masser : si votre tout-petit a le nez pris, concentrez-vous sur la zone des sinus, qui se trouve, en réflexologie, sur les 4 orteils de chaque pied, en excluant le pouce.

Les bons gestes : commencez par les petits gestes de détente habituels, puis placez votre pouce et votre index de part et d'autre de son mini-doigt de pied et lissez-le de la base vers le haut (sur la face et sur les côtés). Renouvelez le geste 3 fois sur chaque orteil. Exercez ensuite une pression très légère sur la pulpe de chaque doigt de pied avant de répéter le geste sur l'autre peton !

Le bon rythme : 2 ou 3 fois par jour tant qu'il est enrhumé. À noter : le massage peut provoquer des écoulements du nez. Ne vous inquiétez pas et prévoyez de quoi le moucher !

2. Il est vraiment très encombré (et c'est vraiment compliqué)

Dès qu'il tousse, voire commence déjà à siffler au moment du coucher, offrez-lui quelques séances de réflexo pour l'apaiser !

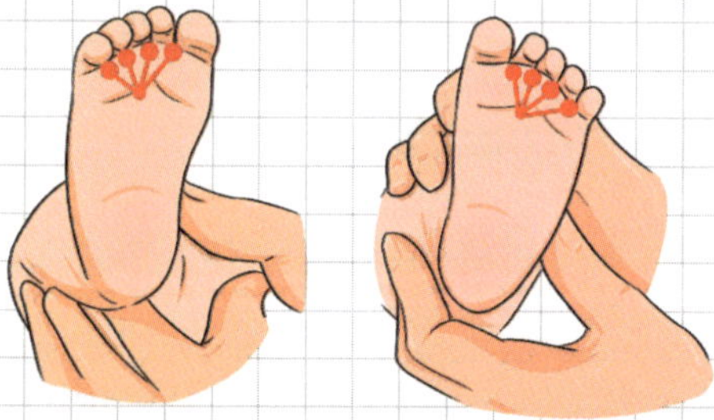

La zone à masser : concentrez-vous sur la zone des bronches et des poumons, située au centre de la partie supérieure de la voûte

Il a de la fièvre : je fais quoi ?
Tout dépend de l'âge de votre petit chou, du niveau de température et de sa tolérance. Quelques repères…
- S'il a moins de 3 mois, consultez dans la journée.
- S'il est encore petit (moins de 1 an), suivez la fièvre de près dès qu'elle atteint 38 °C. Son état ne s'est pas amélioré quand vous avez enlevé son gilet, la fièvre continue de grimper en fin de journée ? Prenez rendez-vous chez le pédiatre.
- Chez les plus grands, surveillez l'évolution de la fièvre à partir de 38,5 °C. S'il la tolère bien (il joue, mange normalement…), oubliez le paracétamol. La fièvre est simplement le signe que son corps se bat contre l'infection ! Si elle persiste, qu'il fatigue, qu'il a mauvaise mine, une pipette de Doliprane® et un point avec votre praticien seront nécessaires.

plantaire, et la zone du plexus, elle aussi au centre, mais au niveau de la base de la boursouflure du pied.

Les bons gestes : commencez par la petite mise en jambes habituelle, puis placez votre pouce au centre de la zone et réalisez des petits massages en cercle dans le sens des aiguilles d'une montre. Enfin, pour décongestionner les bronches, placez votre doigt sur le point du plexus solaire et tracez 4 rayons jusqu'à rejoindre chaque orteil.

Le bon rythme : 2 ou 3 fois par jour dès les premiers symptômes d'encombrement. Là encore, si votre bébé tousse après la séance de réflexo, pas de panique ! C'est NORMAL !

3. Grand rhume, petit nez qui coule : les bons réflexes !

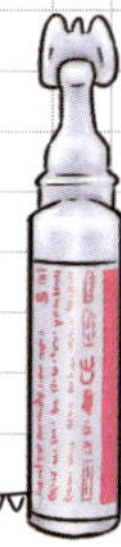

Pour une fois, vous allez pouvoir vous détendre… ou presque ! Face à un rhume ou à une rhino-pharyngite, il n'y a pas grand-chose à faire, si ce n'est peut-être…

- limiter les risques de contagion en vous nettoyant régulièrement les mains, en évitant les bisous sur le visage et, autant que possible, les échanges de tétine, de doudou et autres joujoux ;
- lui donner du paracétamol si sa fièvre est élevée ou qu'il la tolère mal (voir encadré page ci-contre) ;
- le faire boire régulièrement ;
- lui permettre de se reposer ;
- et surtout… LE MOUCHER (et c'est là que les choses se compliquent souvent !).

L'astuce en plus
Pour éviter que votre petit chou ne passe l'hiver avec la goutte au nez, faites un point avec votre médecin dès le mois de septembre. Il pourra vous prescrire un traitement familial en oligothérapie (à base de cuivre, d'or, d'argent, parfois en alternance avec du manganèse et du cuivre) ou à base de probiotiques pour prévenir les infections virales.

Comment moucher mon bébé ? Les conseils de la Maison des Maternelles

- S'il n'est pas malade, imbibez du coton de sérum physiologique, enroulez-le en mèche et introduisez-le dans la narine de votre enfant avant de le tourner légèrement pour retirer le mucus. À renouveler plusieurs fois par semaine, mais pas tous les jours (sauf indication contraire de votre praticien).
- S'il est encombré, optez plutôt pour un drainage rhino-pharyngé. Allongez votre bébé sur le dos et maintenez-lui la tête en douceur sur le côté. Placez l'embout de la dosette de sérum physiologique dans l'une de ses narines avant d'appuyer. Le jet ainsi propulsé nettoie les voies nasales et s'écoule par la narine opposée. Répétez le geste de l'autre côté. Quand la dosette est vide, pincez-la fermement avant de l'introduire à nouveau dans le nez de votre petit râleur (à ce stade, il le sera sûrement). L'appel d'air ainsi créé permettra d'aspirer les sécrétions restantes.
- Si la rhino ou la rhinite sont bien installées, passez au mouche-bébé (manuel ou électrique).

Mon programme en trois temps pour apaiser ses petites dents

L'humeur de votre bébé est plutôt en dents de scie en ce moment ? Peut-être que ses premières quenottes s'apprêtent à sortir ! Pour le soulager, apprenez à décrypter ses poussées dentaires, à adopter les bons réflexes qui apaisent… et à le masser, évidemment !

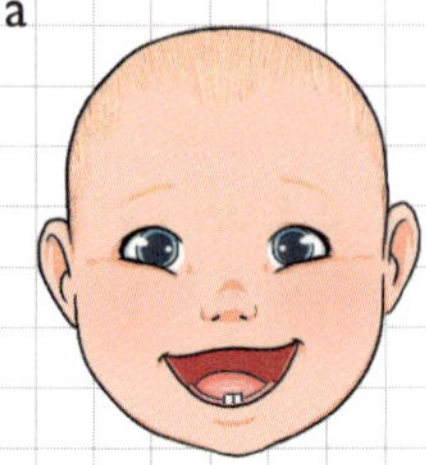

1. Je comprends ses petites dents

Vous pensez connaître les dents de votre chaton sur le bout des doigts ? Ces quelques questions vous laisseront peut-être bouche bée ! Attention, plusieurs réponses sont possibles !

1. La première dent pousse généralement…

a. Dès la naissance.
b. Vers 4 mois.
c. Vers 8 mois.

L'explication : si la première dent pousse généralement vers 4-5 mois, chaque enfant a son propre rythme. Ainsi, votre souriceau peut commencer plus tôt (certains enfants naissent avec une dent, voire plusieurs), ou beaucoup plus tard, vers 8 mois, parfois même un an !

Réponse : b

2. Sa première quenotte sera une…

a. Incisive.
b. Molaire.
c. Canine.

L'explication : les dents de lait poussent toutes selon le même schéma…

- Entre 4 et 7 mois, les 2 incisives médianes inférieures, puis supérieures.
- Entre 8 et 12 mois, les 2 incisives latérales supérieures, puis inférieures.
- Entre 12 et 18 mois, les 4 premières molaires.
- Entre 18 et 24 mois, les 4 canines.
- Enfin, les secondes molaires (voir la question 5, pour éviter le spoil !).

Réponse : a

3. Je sais qu'il fait (sûrement) ses dents si…

a. Il se mord les doigts, le poing.
b. Il a les joues (et même les fesses) rouges.
c. Il a des selles molles.

L'explication : toutes ces réactions peuvent être les symptômes d'une poussée dentaire,

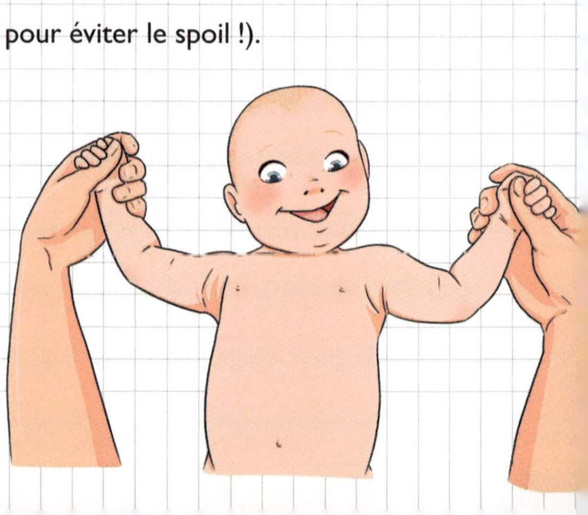

tout comme un bébé qui bave beaucoup, grogne ou pleure, a des nuits perturbées ou une fièvre modérée (environ 38 °C). Et si votre chaton a la gencive rouge, gonflée ou qui se dédouble, un petit croc devrait bientôt arriver !

Réponse : a, b, c

4. Combien de dents de lait aura votre petite souris ?

a. 16.
b. 18.
c. 20.

L'explication : si vous en avez 32, votre tout-petit, lui, n'aura que 20 dents : 8 incisives, 4 canines et 8 molaires… pendant quelques années du moins.

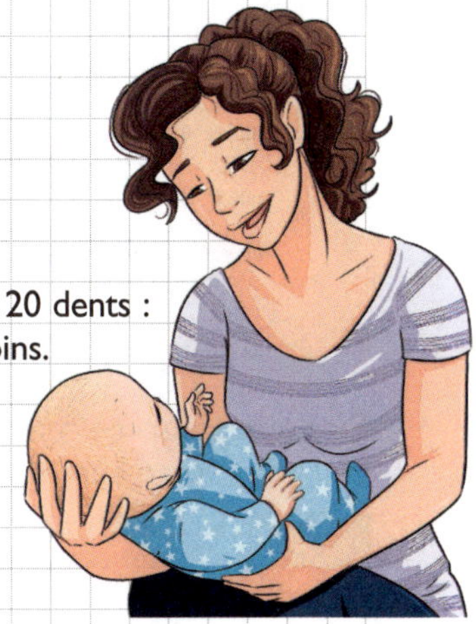

Réponse : c

5. Il finira ses poussées dentaires vers…

a. 12 mois.
b. 30 mois.
c. 4 ans.

L'explication : les secondes molaires poussent entre 24 et 30 mois. Votre chouchou devrait alors être tranquille jusque vers 7-8 ans, âge auquel les premières dents définitives font irruption !

Réponse : b

2. J'opte pour le bon massage

La réflexologie peut apaiser un bébé sur les dents à cause de ses quenottes qui poussent. Ce serait dommage de faire votre fine bouche et de ne pas la tenter… d'autant que vous n'avez presque rien à faire !

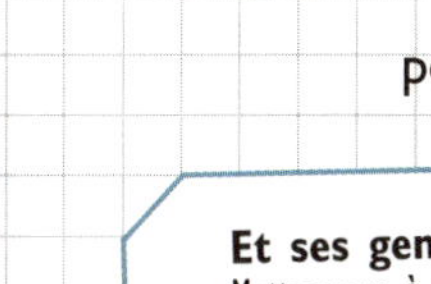

La zone à masser : en réflexologie, la zone des dents se situe sur l'extrémité des orteils, côté extérieur, au niveau des cuticules.

Le bon geste : commencez par les grands lissages, puis passez votre doigt sous la bordure de l'ongle de chaque orteil de votre bébé, comme si vous vouliez le colorier. Petite astuce : vous pouvez faire la même chose sur les mains, encore plus faciles d'accès !

Le bon rythme : répétez le geste 3 fois sur chaque orteil (excepté le pouce) de chaque pied dès que vous remarquez que votre bébé est gêné.

Et ses gencives, je les masse ?
Mettez-vous à sa place ! Pour sortir, sa dent doit percer le sac de chair qui l'entoure, puis la muqueuse de la gencive, créant ainsi une forte inflammation… Rien que d'y penser, vous frissonnez ? C'est le moment d'investir dans un gel antalgique. Disponible en pharmacie, il s'applique de la manière suivante :
1. Disposez un peu de gel sur votre index. Placez votre pouce en appui sous son petit menton et votre index sur sa gencive.
2. En maintenant une petite pression, appliquez le gel en balayant la gencive de droite à gauche (ou inversement).
3. Effectuez ensuite de petits mouvements circulaires sur la zone où la dent s'apprête à sortir.
Répétez le geste 2 ou 3 fois par jour.

LA MAISON des MATERNELLES

Comment brosser les dents de votre bébé ?
Les conseils de Laurence Rameau, puéricultrice de la Maison des Maternelles !

Dès la première dent, réalisez le brossage après le dernier biberon ou la dernière tétée. Installez votre bébé face au miroir, imbibez d'eau une petite compresse et pincez ses dents de haut en bas, l'une après l'autre.
Dès qu'il marche, introduisez la brosse à dents (avec une petite tête et des poils très souples). Mouillez-la et brossez de la gencive vers le bas (ou le haut). Attention : pas de dentifrice avant 3 ans, quand votre bébé saura cracher !

3. Et j'essaye tout le reste… ou presque !

Face aux poussées dentaires, vos copines comme votre mamie ont toutes leurs petits trucs pour que votre bébé retrouve le sourire. Le problème : tous ne sont pas bons à prendre !

Oh oui, j'écoute mes amies !	Oh non, je les snobe pour de bon !
Acheter un anneau ou une sucette de dentition qu'il pourra mâchonner pour masser ses gencives !	Un anneau de dentition au congélateur ? Non ! Certes, le froid anesthésie la douleur, mais la température trop basse du congélateur pourrait brûler la gencive de votre mini-bout si l'anneau y est resté trop longtemps. La bonne solution : placer l'anneau quelques minutes au frigo.
Le masser avec une petite brosse à gencives ou un doigt de massage dentaire.	Un collier d'ambre ? Pas moyen ! Même si l'ambre est prisé depuis l'Antiquité, aucune étude ne confirme aujourd'hui ses vertus antalgiques. En revanche, les colliers sont jugés dangereux par les autorités médicales. En cause : les risques de strangulation (notamment) !
Appliquer un gel gingival et le traiter avec l'homéopathie, sur les conseils de mon praticien évidemment !	Aider la dent à sortir avec le doigt ? Pas question, sous peine de risquer l'infection !
Lui offrir un croûton de pain à mâchonner… S'il a plus de 12 mois !	Les biscuits de dentition et l'eau sucrée favorisent l'apparition de caries : on les oublie !
Lui donner du paracétamol s'il a des douleurs intenses et que vos autres petits réflexes n'ont rien donné.	

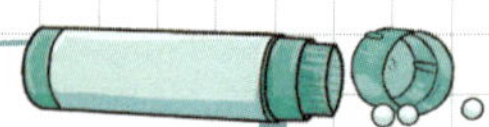

Pour ses crocs, l'homéo, c'est ce qu'il me faut !
Plusieurs pistes de traitement homéo pourront vous être proposées par votre médecin ou votre pharmacien pour calmer les douleurs dentaires de votre petit chat, comme :
- Chamomilla vulgaris s'il a les joues rouges ;
- Phytolacca s'il crie, gémit, se mord les poings ou mordille les objets qui l'entourent ;
- Podophyllum si la poussée dentaire s'accompagne de diarrhée.

Mon programme anti-otite en 2 minutes chrono

Votre petit chou est fiévreux, il se tire les cheveux, semble éprouver une gêne… Ces signes doivent vous mettre la puce à l'oreille : il a peut-être une otite. S'il est indispensable de consulter son médecin dans ce cas, le massage peut aussi lui faire du bien !

Comment savoir s'il a une otite ?
Ultra-fréquente chez les petits de moins de 2 ans, l'otite, ou otite moyenne aiguë, comme le précisent les médecins, est une inflammation de l'oreille d'origine virale ou bactérienne qui apparaît souvent après une rhinite. Pour les otites légères, votre pédiatre prescrira simplement de quoi alléger la douleur (paracétamol, ibuprofène). En revanche, si l'otite est purulente, les antibiotiques pourront éviter les complications. Vous pensez que votre bébé est concerné ? Voici les signes qui doivent vous amener à consulter :

- il a une fièvre modérée (entre 38 et 39 °C) ;
- il a changé de comportement, pour devenir grognon, agité ;
- il dort mal ;
- il mange moins bien ;
- il a des petits soucis digestifs (il vomit, par exemple) ;
- il se touche souvent l'oreille, la tête.

À noter : si votre chaton a un RGO pathologique (voir p. 61), il sera sûrement plus sujet aux otites !

1. Un massage réflexo pour calmer ses douleurs

Le massage ne fera pas de miracles pour soigner votre petit récidiviste de l'otite, mais il lui permettra sûrement de dormir sur ses deux oreilles… Et cela n'a pas de prix, pour vous comme pour lui !

La zone à masser : la zone ORL et oculaire se situe, en réflexologie, à la base des orteils, et plus particulièrement à l'intersection entre les 3e et 4e (la trompe d'Eustache) et entre les 4e et 5e (l'oreille) doigts de pied.

Le bon geste : commencez par quelques gestes de détente (voir p. 29) avant de masser toute la zone en petits mouvements circulaires avec le pouce.

Le bon rythme : répétez les mouvements 2 ou 3 fois sur chaque pied dès que votre bébé semble vraiment en peine, en insistant sur le point de l'oreille (toujours en douceur) pour soulager la douleur.

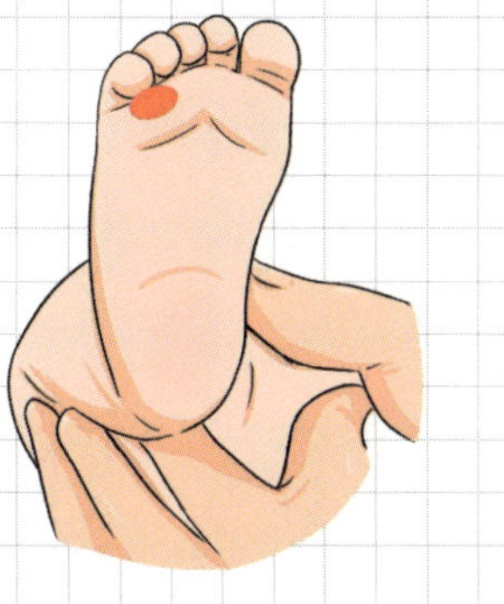

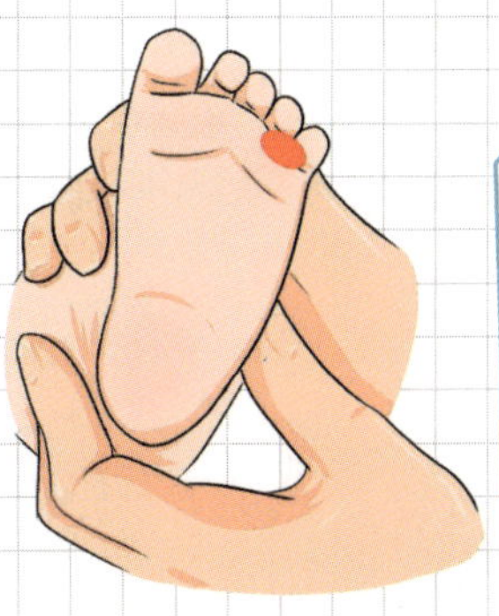

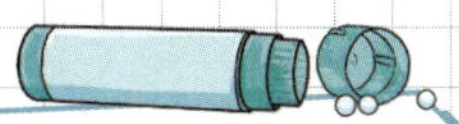

L'homéo contre les otites ? Et pourquoi pas !
En homéo aussi, le traitement dépend du type d'otite de votre bébé. Une visite chez le médecin s'impose donc ! Celui-ci pourra alors proposer :

- Belladonna, Capsicum annuum et Ferrum phosphoricum en cas d'otite aiguë ;
- Mercurius dulcis en cas d'otite séreuse

2. Quelques gestes pour épargner et soigner ses petites oreilles

En hiver, votre bébé enchaîne les otites ? C'est l'heure de vous assurer que vos to-do lists sont bien complétées.

Ma petite liste préventive

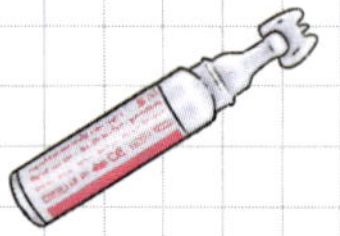

→ Laver son nez (voir p. 69) 2 ou 3 fois par jour, même s'il râle !
→ Aérer la maison 15 minutes par jour.
→ Maintenir la température de sa chambre entre 18 et 20 °C.
→ Éviter de l'exposer au tabac.
→ Humidifier, au besoin, l'air de la chambre (y faire sécher le linge, placer un bol d'eau sur le radiateur…).
→ Laver régulièrement les mains de toute la famille.
→ Bien soigner son RGO, ses allergies.

Ma petite liste en cas d'otite

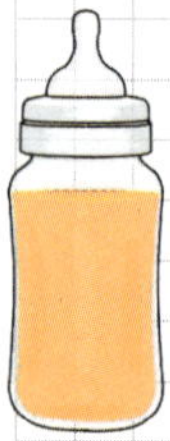

→ Continuer les lavages de nez réguliers.
→ Lui essuyer le nez avec des mouchoirs jetables… à ne pas garder dans la poche !
→ Le faire boire régulièrement.
→ Remettre les shampooings à plus tard.
→ Éviter de lui donner à manger en position allongée.
→ Consulter un ORL si les otites persistent.

LA MAISON des MATERNELLES

Comment lui prendre sa température ?
Les conseils de Laurence Rameau, puéricultrice de la Maison des Maternelles

Si vous soupçonnez que votre bébé a de la fièvre, commencez par mesurer sa température avec un thermomètre frontal. Comme cet appareil mesure sa température externe, il faudra ajouter 0,5 °C pour avoir sa température interne réelle. L'alternative : un thermomètre tympanique, ou auriculaire, qui a le mérite de donner la température interne, mais qui est déconseillé en cas d'otite.

Plus fiable, le thermomètre électronique à bout souple permet de prendre la température rectale (et donc interne). La petite astuce pour rendre le geste moins invasif : allumez-le, appliquez un peu de vaseline ou de crème de change sur l'extrémité et ne l'enfoncez qu'au niveau de l'embout, pas plus.

Chapitre 5

Le massage... et après ?

Voilà. Vous l'avez huilé comme un petit poulet, massé, pétri, malaxé, lissé, caressé, surligné, encerclé, enserré, retourné… Vous vous êtes appliquée sur ses petits pieds en vous retenant de les croquer. Vous avez trituré son crâne alors que vous étiez terrifiée… Puis, il vous a souri, il s'est endormi et vous l'avez aimé encore plus qu'avant ! Mais voilà, maintenant que vous êtes complètement accro à votre petite dose quotidienne d'ocytocine, votre bébé, lui, se fait parfois (voire constamment) désirer ! Comment continuer à l'inonder d'amour ? Entre le peau-à-peau, le portage, l'emmaillotage et même la relaxation coréenne, vous devriez trouver de quoi vous combler !

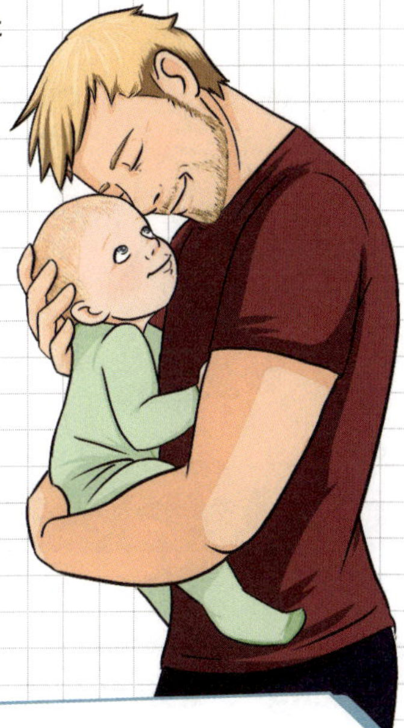

Peau-à-peau : notre séance en trois étapes !

Vous n'avez pas le courage de le masser (ce soir, du moins), mais plutôt envie de vous poser ? Rien ne vaut une petite séance de peau-à-peau ! Découvrez vite la marche à suivre.

Le peau-à-peau : une méthode qui a tout bon !
Créé en 1978 dans une maternité de Bogota (Colombie), le peau-à-peau s'adressait aux prématurés à l'origine. Pour leur permettre de se réchauffer, on les lovait contre le torse nu d'un de leurs parents. Et miracle ! Non seulement ils retrouvaient leur température de 37 °C, mais le peau-à-peau renforçait aussi le lien d'attachement. Aujourd'hui, la pratique est reconnue pour ses nombreux bienfaits : favoriser la transition de la vie in utero à la vie à l'air libre, faciliter l'allaitement et le sommeil, apaiser les pleurs et les coliques… De plus, les anciens prémas ayant bénéficié du peau-à-peau auraient de meilleures capacités d'apprentissage à long terme et un sommeil mieux organisé (voir p. 94) !

Etape 1 : je nous offre une ambiance feutrée !

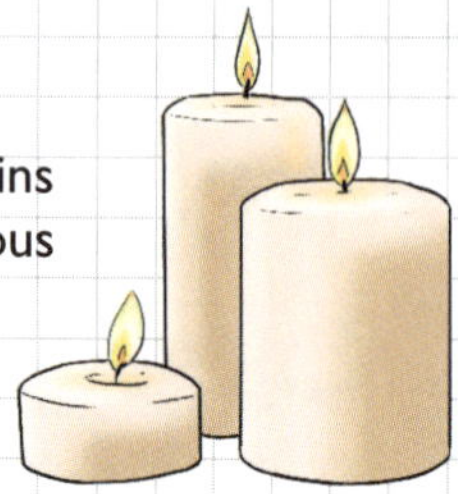

Dans une pièce calme, tamisez les lumières, prévoyez quelques coussins pour vous caler et une petite couverture pour votre bébé… Mettez-vous en mode « moment de douceur partagée » (zen, donc) !

C'est non si… vous vous êtes levée du mauvais pied ou si vous êtes stressée (comme pour le massage).

Etape 2 : je m'installe en toute sécurité !

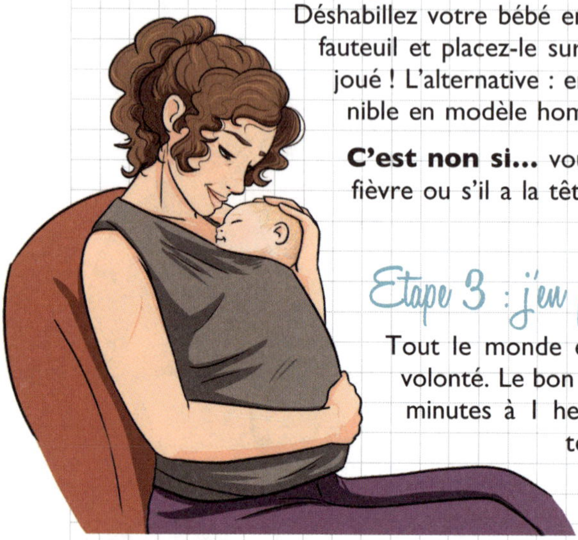

Déshabillez votre bébé en lui laissant sa couche, installez-vous dans un fauteuil et placez-le sur votre torse nu. Recouvrez-le, et le tour est joué ! L'alternative : enfilez un tee-shirt de peau-à-peau, aussi disponible en modèle homme !

C'est non si… vous êtes debout, fatiguée, si votre bébé a de la fièvre ou s'il a la tête entre vos seins, sécurité oblige !

Etape 3 : j'en profite !

Tout le monde est calé ? Savourez et renouvelez le rituel à volonté. Le bon rythme : une séance quotidienne (de quelques minutes à 1 heure) jusqu'à ses 12 mois. Vous n'avez pas le temps ? Passez le relais à votre homme et déculpabilisez ! Votre bébé sera comme un pacha dans le poil de son papa !

Portage : mode d'emploi !

Si on vous dit portage, vous pensez tout de suite écharpe, nœud et arrachage de cheveux ? Détrompez-vous ! Loin d'être réservée aux mamans bio et écolos, parfois ultra-simple, la pratique s'adapte à toutes vos envies ! Alors, ce sera quoi, aujourd'hui ?

Je veux de la simplicité (et de la complicité) : je le porte dans mes bras !

Le portage dans les bras est sûrement le geste le plus instinctif qui soit ! N'hésitez pas à en abuser… Tout en respectant les règles (parfois méconnues) de l'art !

Les bras, il n'y a que ça de vrai !
Selon une étude publiée dans la (très respectée) revue *Pediatrics*, les bébés régulièrement portés au cours de leurs premières semaines pleureraient significativement moins que ceux qui ne profitent pas autant des bras (voir p. 94). On vous dit qu'il faut laisser votre tout-petit crier, qu'il faut essayer de l'amener à se calmer sans intervenir ? Ignorez les théoriciens de l'éveil des bébés et suivez votre instinct : votre loulou a tout à gagner à être cajolé !

Avant de vous lancer... Évidemment, vous savez porter votre bébé ! Reste qu'il est important de toujours prendre quelques précautions pour assurer son bien-être et sa santé...

- Évitez de le prendre sous les aisselles au moment de le soulever.
- Placez toujours vos mains sous ses deux points de support essentiels : les fesses et la base de la nuque, la tête. L'objectif : éviter à votre bébé de se mettre en tension, d'éprouver du stress et surtout l'aider à soutenir sa tête au cours de ses premières semaines.
- N'exercez jamais de pression avec la main en soutenant sa tête.

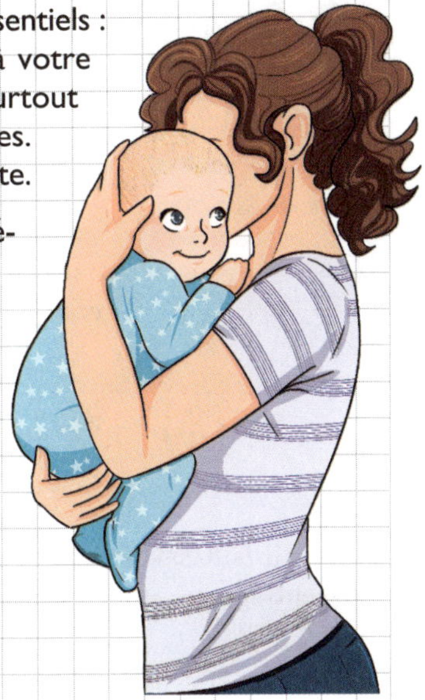

Les bons gestes : une fois ces quelques nota bene bien intégrés, c'est le moment de vous lancer avec...

- **La position de base :** pour porter votre bébé contre vous, passez une main ou votre avant-bras sous ses fesses et le haut de ses cuisses, et pas seulement à la base du dos comme avait parfois l'habitude de le faire votre (grand-) maman. Le bon repère : votre bébé est bien installé s'il est enroulé contre vous, s'il reproduit la position physiologique qu'il avait dans votre ventre. Évidemment, venez placer votre autre main en soutien derrière sa petite nuque.

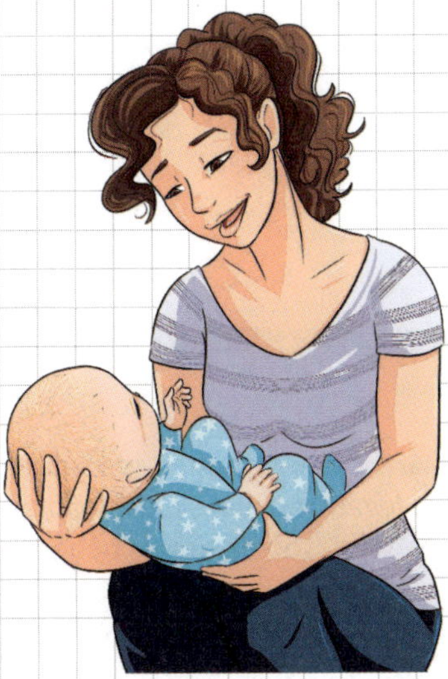

- **La position de face :** idéale pour les tout-petits (1-2 mois), elle permet d'apaiser votre nourrisson et de bien communiquer avec lui (il vous garde dans sa ligne de mire). Pour l'installer, placez ses pieds et ses fesses en appui contre vous tout en maintenant son dos et sa tête avec votre avant-bras et votre main. Mais attention : dans cette position, votre petit chat pèse vite son poids !

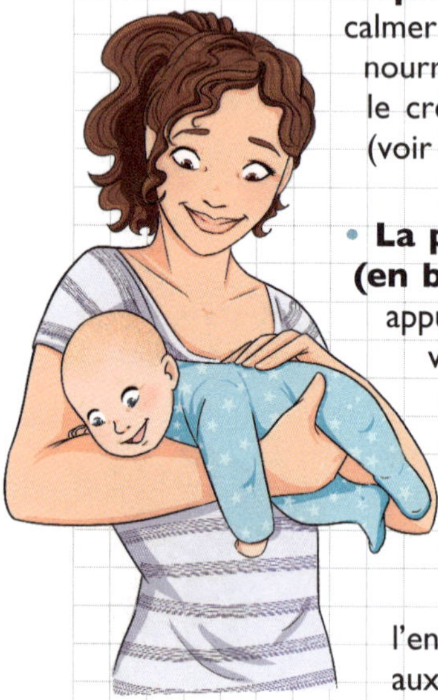

- **La position à califourchon :** pour soulager ses maux de ventre, le calmer ou simplement vous permettre de libérer une main, placez votre nourrisson à califourchon sur votre avant-bras, sa tête soutenue dans le creux de votre coude, et sa petite base, par votre ou vos mains (voir aussi p. 58).

- **La position allongée contre vous (en berceau) :** installez votre petit chou en appui dans le creux de votre coude et contre votre torse, l'autre main en soutien sous ses fesses, ce qui lui permet de se sentir plus porté… et donc rassuré ! À noter : aux alentours de 3-4 mois, il est probable qu'il manifeste son envie d'être redressé pour découvrir le monde qui l'entoure ! Ne changez rien aux appuis, mais redressez-le un peu plus contre vous.

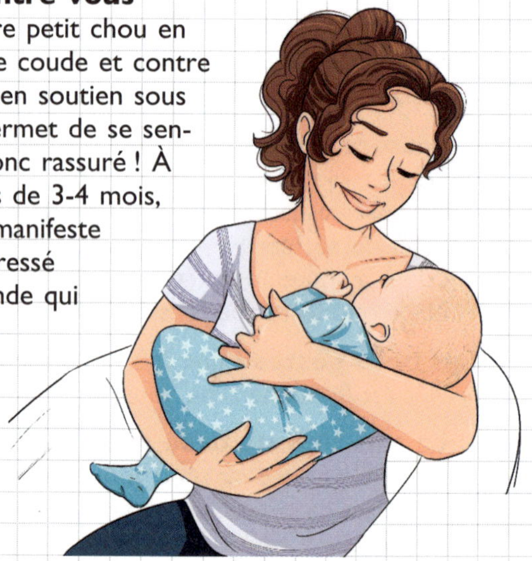

J'ai envie d'être soutenue ? Je le porte en écharpe tissée !

Certes, il faut savoir identifier la bonne écharpe, apprendre à faire le nœud qui va bien et vous entraîner… mais, une fois rodée, vous ne regretterez pas l'écharpe tissée !

L'écharpe : c'est (vraiment) intéressant pour mon bébé ?

Le portage en écharpe a désormais fait l'objet de nombreuses études, et force est de constater qu'il a tout bon, pour vous comme pour votre petit bout. Il permet ainsi de :

- faciliter sa digestion et limiter les troubles digestifs ;
- aider à l'allaitement ;
- favoriser le lien d'attachement parent-enfant ;
- lui apporter du réconfort et l'accompagner vers le sommeil ;
- stimuler son développement cognitif et moteur ;
- participer au bon développement de ses hanches et de ses articulations…

Le tout en vous laissant les mains libres ! Intéressant, non ?

La bonne écharpe… Plus rigide que l'écharpe tricotée, l'écharpe tissée permet de réaliser des nœuds simples tout en vous assurant plus de soutien. Plus légère et donc plus adaptée à un portage d'été, elle est toutefois un brin contraignante. Si vous sortez votre bébé de l'écharpe, il faudra reprendre le nouage de zéro !

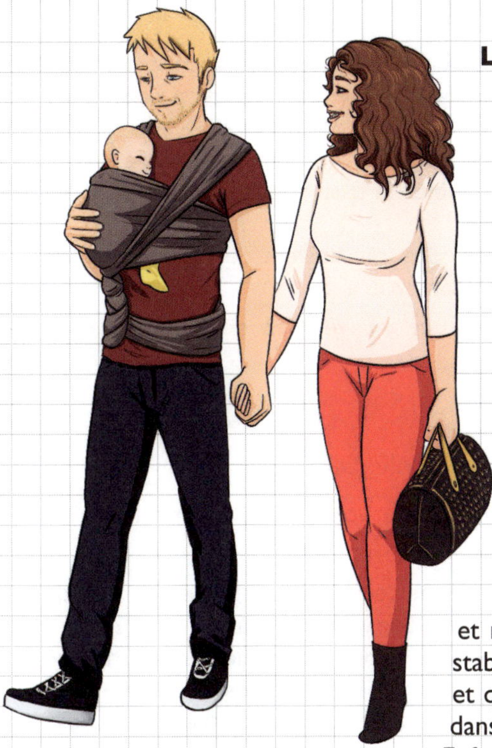

Les bonnes dimensions : 4,5-4,6 m.

Le nœud qui vous permettra d'épater les copines : le croisé enveloppé à pans non déployés.

Avant de vous lancer… N'oubliez pas que l'installation de votre petit chou dans son écharpe est essentielle. Non seulement sa base doit être bien maintenue, mais il doit aussi être en position d'enroulement physiologique afin de rester actif et de pouvoir se détendre, afin que sa colonne vertébrale soit préservée et le développement de l'articulation de sa hanche, favorisé. Vous commencez à paniquer ? Rassurez-vous, il suffit de lui surélever légèrement les genoux (plus haut que les fesses), comme s'il était accroupi. Facile !

Tout aussi important : le positionnement de ses bras ! Avant de finir votre nouage, n'oubliez pas de les rassembler sous son petit corps, coudes alignés et mains à proximité de sa bouche afin qu'il soit plus stable, qu'il puisse se rassurer en suçotant ses doigts et que sa colonne, sa tête et ses cervicales soient bien dans l'axe.

Enfin, veillez à toujours respecter les consignes de sécurité (voir encadré p. 80) et à ne jamais forcer l'écartement de ses jambes. Votre mot d'ordre : pas de nouage où le tissu passe entre les pattes de votre petit chat avant 3 ou 4 mois.

Les bons gestes

- Placez le milieu de l'écharpe au niveau de votre poitrine et croisez les deux pans de tissu dans votre dos avant d'en faire revenir un sur chaque épaule.
- Abaissez le bandeau de tissu central sous votre buste et assurez-vous qu'il n'est pas lâche. Le bon repère : vous devez juste avoir la place d'y glisser la main.
- Placez votre tout-petit assez haut contre vous, en n'oubliant pas de bien soutenir ses fesses. Passez la main qui ne le soutient pas sous l'écharpe pour attraper ses pieds et glissez l'écharpe au creux de ses genoux. Maintenez alors une main sous ses fesses et l'autre sur le haut de son dos pour laisser votre mignon se mettre en position d'enroulement.
- Continuez en déployant le pan de tissu central jusqu'aux lobes de ses oreilles afin que ses épaules soient bien contenues dans l'écharpe.

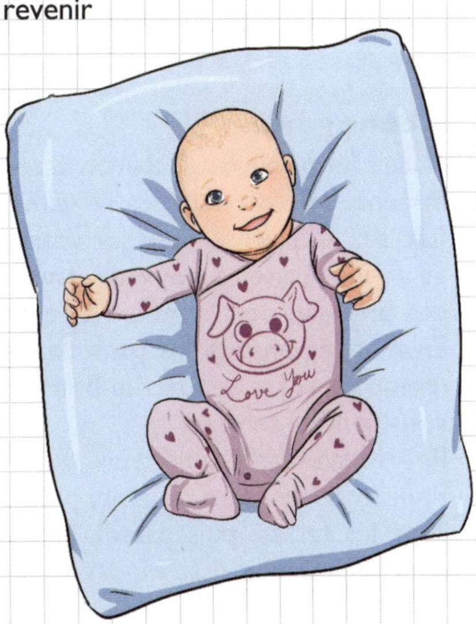

- Finalisez l'installation. Vérifiez qu'il n'y a pas de plis qui pourraient gêner votre petit koala dans le dos, ramenez tout le surplus de tissu derrière ses genoux, veillez à ce que ses pieds soient tournés vers l'extérieur et regroupez ses mains devant lui !
- Reste à resserrer le tout ! Repérez la bretelle inférieure de l'écharpe dans votre dos et serrez-la en la tirant, pli par pli, vers le haut. Rassemblez le tissu sous les fesses de votre bébé, puis répétez le geste sur l'autre bretelle.
- Croisez ensuite les deux pans et réalisez quelques vrilles (qui doivent descendre plus bas que ses pieds), puis faites un double nœud simple dans votre dos.

Pour vous aider, reportez-vous à la vidéo sur YouTube « Enveloppé croisé (pans non-déployés) nouveau-né » (FWCC).

Je souhaite de la souplesse : je le porte en écharpe tricotée

Si vous êtes baroudeuse ou un peu peureuse à l'idée de voir votre bébé dégringoler à vos pieds, c'est pour l'écharpe tricotée qu'il faut opter !

La bonne écharpe… Plus souple que l'écharpe tissée (elle contient généralement de l'élasthanne), l'écharpe tricotée a l'avantage d'être très pratique ! Et pour cause : en prévoyant une pré-installation, vous pourrez non seulement vous équiper tranquillement et mettre votre bébé en place au dernier moment, mais aussi le sortir et le remettre dans l'écharpe (à volonté) sans avoir à reprendre le nouage du début. En revanche, l'écharpe tricotée impose toujours la réalisation de nœuds doubles et elle tient plus chaud. Pas top pour l'été !

Porter, oui, mais en toute sécurité !
Avant de partir en balade, n'oubliez pas de vérifier que :
- le visage de votre bébé est bien dégagé ;
- son menton n'est pas affaissé dans sa poitrine ;
- le nouage n'est pas trop serré ;
- votre petit n'est ni trop ni pas assez habillé.

Les bonnes dimensions : entre 4,5 et 5 m.

Le nœud qui vous permettra de frimer : le double hamac ventral.

Avant de vous lancer… Les précautions d'usage sont les mêmes quelle que soit l'écharpe. Un petit coup d'œil à l'encadré ci-contre, et au boulot !

Les bons gestes

- Placez le milieu de l'écharpe assez haut dans votre dos, au niveau de vos omoplates, et ramenez le tissu sous les aisselles vers l'avant.
- Croisez les pans de tissu sur votre poitrine avant de les faire passer par-dessus vos épaules et de les croiser à nouveau dans votre dos. À ce stade, veillez à ce que la superposition des bretelles soit la même à l'avant et à l'arrière.
- Enveloppez ensuite les pans de tissu autour de votre taille et faites un double nœud au niveau de votre ventre. Le bon repère : le tissu doit être bien contre vous sans que vous vous sentiez serrée.
- Retirez la bretelle supérieure de l'écharpe et placez-la sur votre hanche, au niveau du nœud.
- Pour installer votre poussin, placez-le haut sur votre épaule dégagée en le soutenant bien sous les fesses, puis passez la main de votre bras opposé sous le hamac, attrapez ses pieds et calez le tissu au creux de ses genoux.

- Laissez-le s'enrouler naturellement en surveillant qu'il soit bien « accroupi » dans le hamac, le bassin vers l'avant. Avec votre main libre, trouvez le bord du tissu et déployez-le jusqu'au lobe de ses oreilles.
- Une fois votre bébé en place, attrapez l'ourlet supérieur du tissu au niveau de votre nuque et passez-le sous l'écharpe pour réaliser une volte. Calez-le sur votre épaule pour créer une petite manche (comme celle d'un tee-shirt).
- Vérifiez que le tissu est toujours bien calé dans le creux de ses genoux et ramenez ses petits bras contre vous, à proximité de sa bouche.
- Ensuite, même combat sur l'autre bras ! Cherchez le 2e hamac, passez-le au creux des genoux, remontez-le sur vos épaules puis déployez tissu jusqu'au lobe de ses oreilles et réalisez la volte sur votre seconde épaule.
- Défaites le double nœud ventral et serrez le tissu en tirant chacun des pans, pli par pli, vers l'avant. Votre bébé doit être soutenu, mais pas plaqué !
- Enfin, ramenez les deux pans au creux de ses genoux, faites une vrille avec le tissu, puis un double nœud, à l'avant ou dans votre dos, comme vous préférez !

Pour vous aider, reportez-vous à la vidéo sur YouTube « Double Hamac Ventral en JPMBB Basic ».

Comment habiller mon bébé dans son écharpe ?
Vous êtes toujours tétanisée à l'idée que votre petit chat soit frigorifié ? Rassurez-vous : avec l'écharpe, il tend plutôt à avoir bien chaud. Non seulement l'écharpe constitue une couche supplémentaire à son habillement, mais, en hiver, votre petite marmotte profite en plus de votre chaleur et de celle de votre manteau (ou de vos autres accessoires : cape de portage, grand châle…). Habillez-le simplement comme s'il était à l'intérieur avec, en plus, une paire de chaussons et un bonnet ! En été, au contraire, attention au coup de chaud ! Vous l'auriez sorti en tee-shirt ? Placez-le en couche dans l'écharpe et n'oubliez pas de bien l'hydrater !

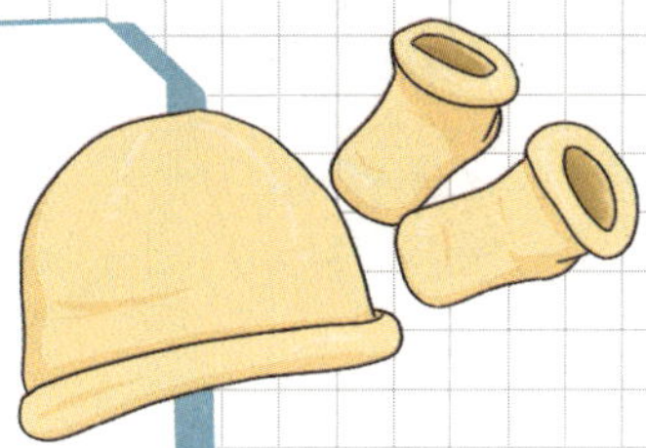

Mon pas-à-pas pour l'emmailloter en toute sécurité

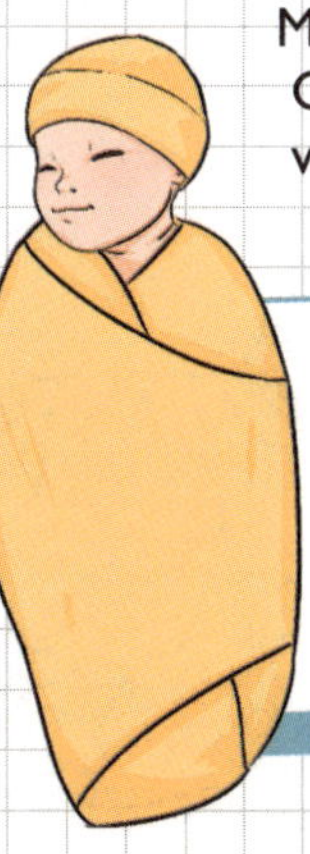

Même le massage n'a pas pu apaiser votre bébé au moment du coucher ? C'est peut-être le moment de tenter l'emmaillotage… Avant de vous lancer, veillez à respecter ces deux étapes-clés !

L'emmaillotage, une très longue histoire !
Pratiqué dès l'Antiquité pour réchauffer et protéger les bébés, l'emmaillotage était très populaire au XVIIIe siècle : on croyait alors qu'il participait à leur développement moteur (on bloquait alors leurs jambes avec une planche de bois…). Jugée rétrograde, la pratique a été progressivement abandonnée, notamment au profit de la turbulette, tout en restant une partie intégrante des rituels parentaux de nombreux pays. Grâce au retour en grâce des gestes de maternage, l'emmaillotage est revenu tenter, depuis quelques années, les jeunes mamans françaises. Mais alors, faut-il succomber ?

Tentée d'emmailloter, je commence par m'interroger !

Le moins qu'on puisse dire, c'est que l'emmaillotage divise. Pour ses partisans, il permet d'apaiser les pleurs, de calmer les bébés agités, de favoriser leur sommeil, de les empêcher de se réveiller à cause du réflexe de Moro tout en leur rappelant leur petite vie in utero. Pour ses détracteurs, l'emmaillotage freine le développement moteur des bébés tout en favorisant les risques de luxation de la hanche et de mort subite du nourrisson (voir p. 94)... ce qui ne fait pas vraiment peser la balance bénéfice-risque en faveur de la tendance (aussi vintage soit-elle) !
Quel que soit le camp auquel vous vous rallierez, sachez que, si la bataille fait rage chez les pros de la puériculture, un statu quo existe : l'emmaillotage, ce n'est pas pour tous !

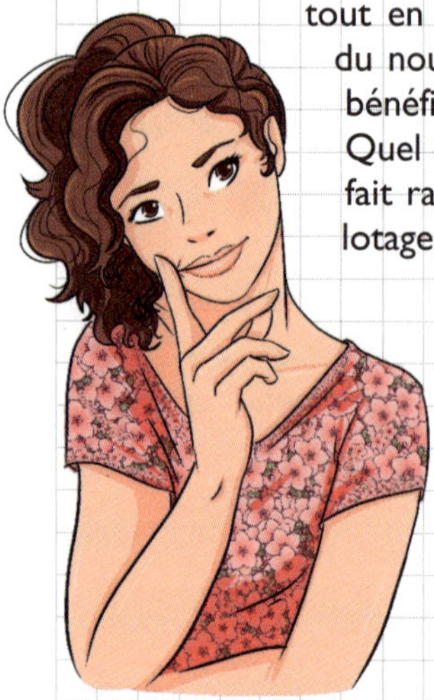

Le réflexe de Moro, quèsaco ?
Parmi les automatismes archaïques des bébés (voir p. 39), le réflexe de Moro est parfois le plus impressionnant pour les parents. Comment le reconnaître ? Lors d'une stimulation inattendue ou douloureuse, si votre nourrisson est surpris, s'il est dans une position anormale ou s'il a l'impression de tomber, il écarte les bras en croix, ouvre les mains comme s'il voulait attraper quelque chose, puis rassemble ses bras sur sa poitrine avant de pleurer. Complètement naturel, ce réflexe, qui disparaît de lui-même entre 3 et 6 mois, est le signe que le sens de l'équilibre de votre bébé fonctionne bien. Problème : à l'heure du coucher, votre petit chou peut, pour diverses raisons, être surpris, ce qui déclenche son réflexe de Moro, et donc ses pleurs !

C'est pour mon bébé...

- s'il a moins de 3 mois.
- s'il pleure beaucoup.
- s'il a des difficultés d'endormissement.
- s'il est né prématurément, s'il a besoin d'être contenu, tenu dans les bras.
- s'il se réveille souvent en sursaut.

Ce n'est pas pour mon bébé...

- s'il a plus de 3 mois, s'il commence à se retourner seul.
- s'il est malade, fiévreux.
- s'il dort sur le ventre (malgré tous vos efforts pour le faire dormir sur le dos).

Le témoignage d'Anne, 36 ans

Je suis maman solo de jumelles, et nos premiers mois à trois ont été assez épiques ! Évidemment, quand une des filles pleurait, sa sœur se réveillait, et bercer deux bébés en même temps, c'est compliqué ! Du coup, après avoir tout tenté, j'ai essayé l'emmaillotage, un peu sans conviction. Bien sûr, cela n'a pas été une solution miracle, mais cela a rendu le coucher beaucoup plus zen et évité les réveils à répétition. Du coup, même moi j'ai pu (un peu) récupérer !

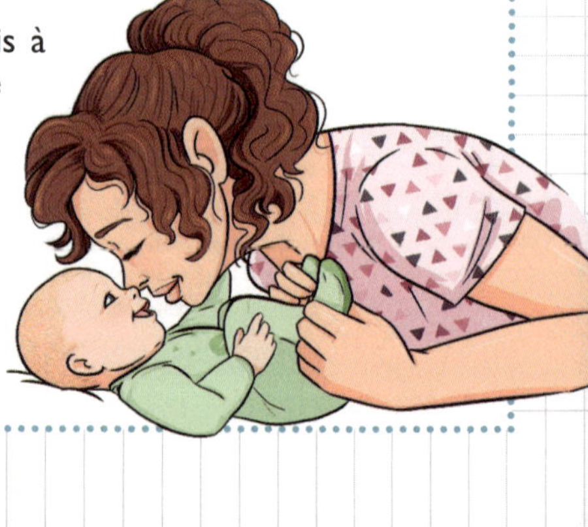

C'est décidé, je me jette à l'eau ? Je suis (religieusement) mon tuto !

Vous êtes prête à passer le cap de l'emmaillotement ? C'est le moment d'adopter ce mouvement en 4 temps (dessins page suivante).

1. La préparation

Prenez une couverture d'emmaillotage ou un grand lange (1,2 x 1,2 m) et disposez-le en losange sur la table à langer ou sur le lit ①. Prenez le bord supérieur de la couverture et repliez-la en triangle ②. La partie ainsi repliée délimitera la ligne d'épaules de votre bébé, tandis que la partie inférieure enveloppera ses petites jambes.

2. L'installation

Placez votre bébé sur la couverture, ses oreilles au niveau de l'ourlet supérieur (où le coin est replié) afin que le tissu vienne bien envelopper ses épaules. Ses pieds sont vers la pointe du lange. La position des bras, quant à elle, est à adapter à votre petit bout ③.

- Généralement, il est plutôt conseillé que le bébé puisse avoir accès à ses mains pour se rassurer, ce qui implique, au moment de l'emmaillotage, de replier ses mimines vers lui.
- En revanche, si votre tout-petit est très agité, il peut trouver une source d'apaisement supplémentaire en ayant les bras maintenus le long du corps. À tester pour voir ce qui convient bien à votre poussin !

3. L'enveloppement

Prenez un des coins supérieurs de la couverture, passez-le au-dessus du bras et sur le corps de votre chaton avant de le coincer sous sa taille, du côté opposé. À noter : à ce stade, votre bébé a un bras sous la couverture et l'autre sur le pan de tissu qui vient d'être replié ④.

Si votre couverture d'emmaillotage est (trop) grande, relevez la pointe basse du tissu au niveau des jambes de votre bébé, en faisant bien attention à ce qu'il ait la place de gigoter. Si votre couverture est plutôt courte, laissez le pan du tissu bas libre. L'essentiel, dans l'emmaillotage, est que le haut du corps soit contenu !

Finissez l'emmaillotage en procédant de la même manière de l'autre côté : ramenez son petit bras le long de son corps ou vers sa bouche, tirez le tissu par-dessus son corps, puis calez-le sous son dos. Pas de nouage ni de serrage final : c'est le poids de votre costaud qui maintient le maillot ! ⑤ ⑥ ⑦

Le bain emmailloté : bonne ou mauvaise idée ?
Parfois proposé à la maternité, le bain emmailloté ou enveloppé consiste, comme son nom l'indique, à enserrer le bébé dans un lange avant de le placer dans la baignoire afin de mimer les sensations qu'il ressentait in utero. La puéricultrice et le parent savonnent le bébé avant ou dans le bain en ouvrant le lange progressivement pour accéder aux différentes parties de son corps. Idéal pour les nourrissons qui pleurent beaucoup au moment de la toilette, le bain emmailloté peut toutefois être un peu plus compliqué à réaliser à la maison si vous n'avez personne pour vous aider. Une alternative intéressante : la baignoire Shantala, sorte de petit bassin vertical où l'on installe le bébé bien regroupé… et où il est donc bien rassuré !

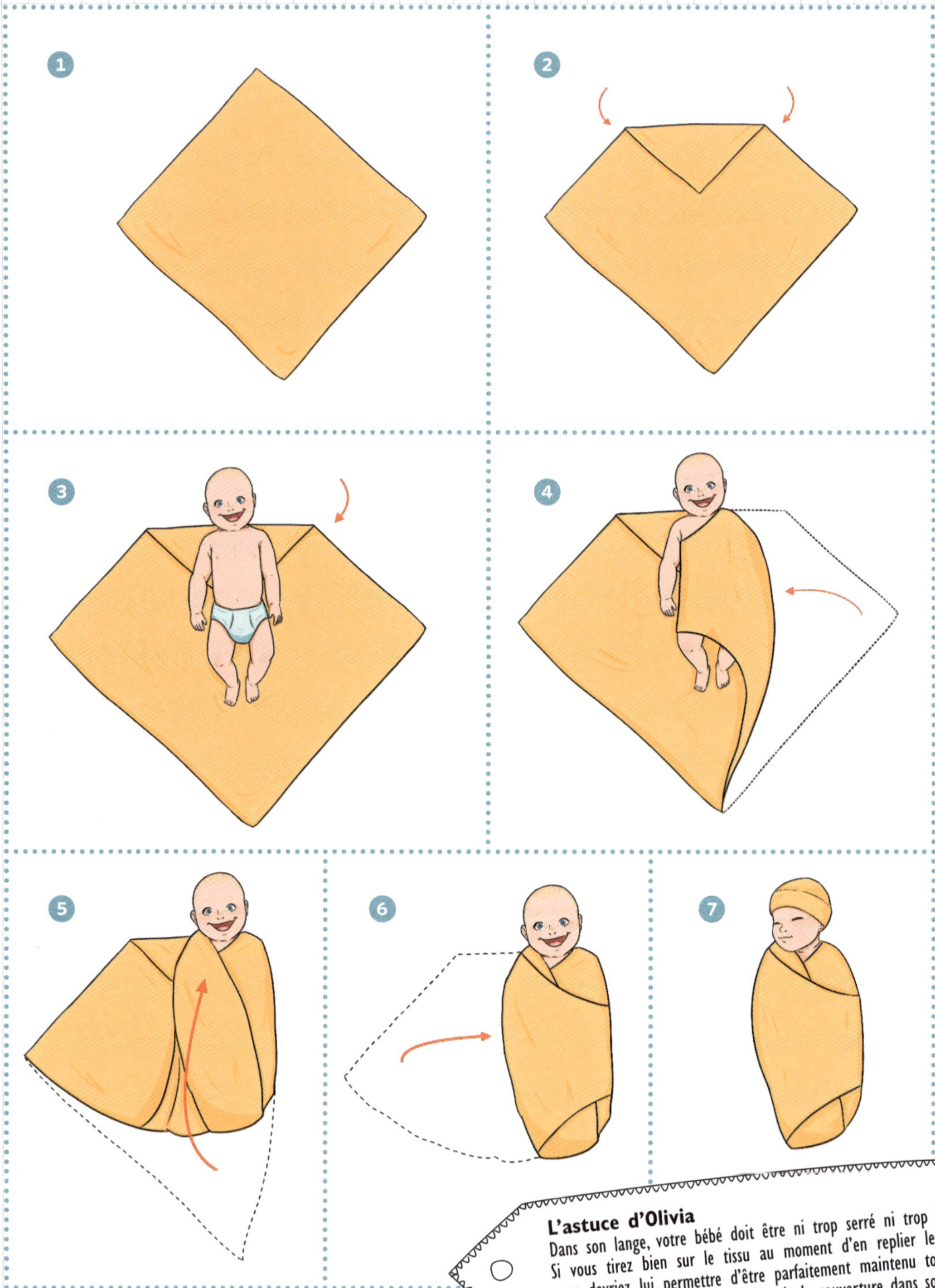

L'astuce d'Olivia

Dans son lange, votre bébé doit être ni trop serré ni trop lâche. Si vous tirez bien sur le tissu au moment d'en replier le coin, vous devriez lui permettre d'être parfaitement maintenu tout en évitant qu'il soit gêné par des plis de la couverture dans son dos.

LA MAISON des MATERNELLES

Les conseils de Laurence Rameau, puéricultrice de la Maison des Maternelles
Si l'emmaillotage peut calmer les pleurs de votre bébé, il ne faut pas oublier que rien ne remplace vos bras ! Il est donc important de réserver la pratique aux moments de sommeil uniquement. Avant de l'envelopper, n'oubliez pas d'habiller votre bébé très légèrement (en body, en tee-shirt ou en pyjama léger), car le maillot lui tiendra bien chaud. De la même manière, il est essentiel de ne pas emmailloter votre bébé quand il a de la fièvre, au risque de voir sa température grimper. Enfin, même emmailloté, votre bébé doit pouvoir bouger ses jambes et découvrir son corps. C'est pour cela qu'il est important de ne pas trop le serrer dans sa couverture et d'arrêter de l'emmailloter quand il commence à vouloir découvrir son environnement.

Il grandit ? Nos rituels aussi !

Il fait son casanier au moment de se faire masser ? Il est peut-être temps de le transporter dans un autre univers ! Votre solution : la relaxation coréenne ! Tour d'horizon de cette pratique, qui devrait retenir (encore un peu) son attention !

1. Je le fais tanguer… et serpenter !

Comme le Shantala, la relaxation coréenne décolle avec quelques manipulations générales avant de bichonner chaque partie du corps.

Les bons gestes

- Installez votre petit baroudeur sur le dos et placez vos mains à plat juste sous ses aisselles, le long de ses côtes, puis faites « tanguer » son corps de droite à gauche en poussant légèrement sur chaque main (en alternance) et en descendant progressivement de son torse vers ses pieds ❶.

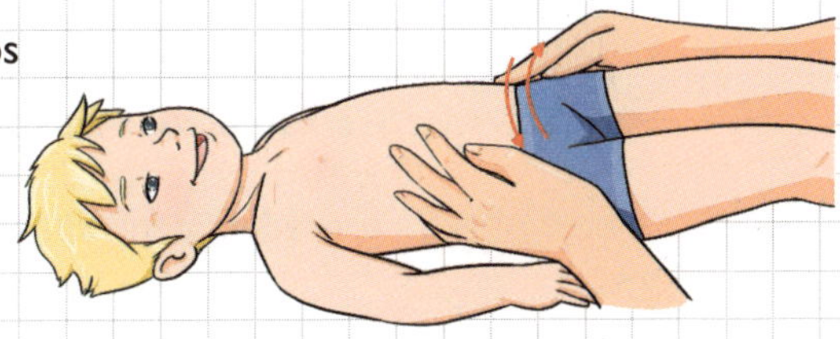

❶

La relaxation coréenne, quèsaco ?
Ultra-ludique, cette méthode entre la relaxation et le massage consiste en une série de manipulations, de vibrations et de lissages. Pratiquée habillé et sur un simple matelas (ou un lit), elle s'apparente à un jeu pour les grands (dès 18-24 mois) tout en conservant le plaisir du massage, pour vous notamment ! Malin !

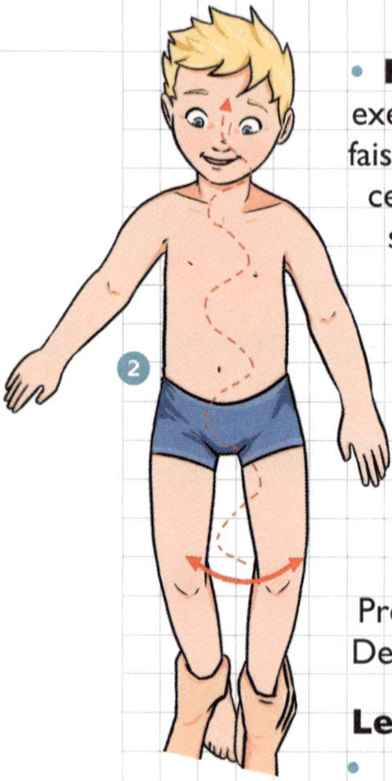

• **Passez ensuite au serpent.** Rassemblez ses pieds côte à côte et exercez une légère pression sur le dessus de ses petons (comme si vous faisiez pointer ses orteils vers le bas) afin de les maintenir en place. Dans cette posture, réalisez un mouvement d'ondulation qui part des pieds et se propage jusqu'à sa tête ❷.

• Placez enfin la paume de **vos mains contre la plante de ses pieds** et repoussez-les légèrement vers le haut. L'alternative : en conservant la position, réalisez des cercles symétriques avec chacune de vos mains.

2. Je le fais vibrer… des jambes !

Première escale après ces mouvements introductifs : les jambes et les pieds. Des mobilisations bien trop drôles pour avoir envie d'aller voir ailleurs !

Les bons gestes

• Pour **relaxer de manière globale les jambes,** surélevez-les de quelques centimètres en posant ses talons dans le creux de vos mains (comme si vous les portiez sur un petit plateau). Faites-les vibrer par des petites secousses de haut en bas avant de les lâcher d'un coup. Effet de surprise garanti ❶ !

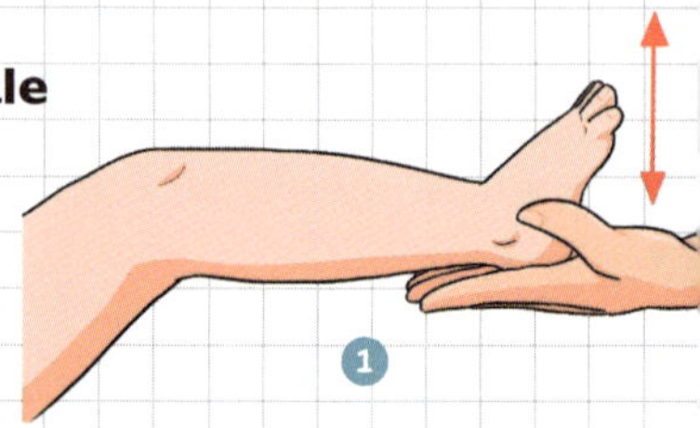

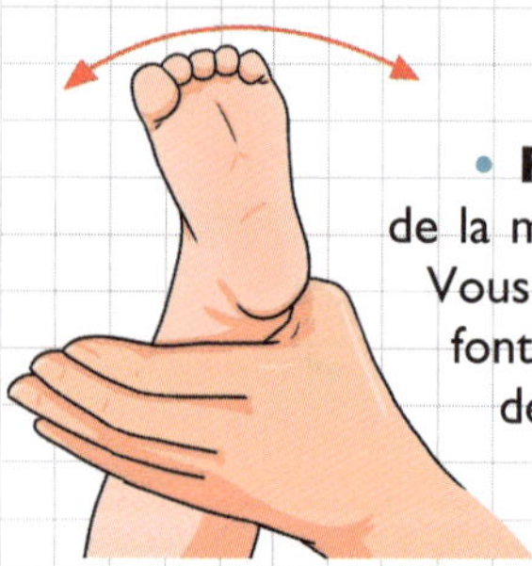

❷

• **Poursuivez ensuite avec les marionnettes.** En repartant de la même position, réalisez cette fois des vibrations latérales. Vous avez peur de mal faire ? Fredonnez « ainsi font, font, font » dans un coin de votre tête. Le geste réflexe qui en découlera sera parfait ! Puis relâchez ses petons comme précédemment ❷.

• **Le bonus**

Si votre enfant en redemande, n'hésitez pas à répéter la routine en surélevant ses jambes à 45°. En hauteur en revanche, pas question de laisser tomber ses petits pieds ! Après avoir réalisé les différentes vibrations, accompagnez la descente par un mouvement de « feuilles d'automne », en balançant doucement ses pieds (posés sur vos mains) de droite à gauche, comme une feuille qui tomberait d'un arbre ❸.

Et ensuite ? Réalisez les deux mouvements sur chaque jambe indépendamment, puis en rassemblant ses deux gambettes !

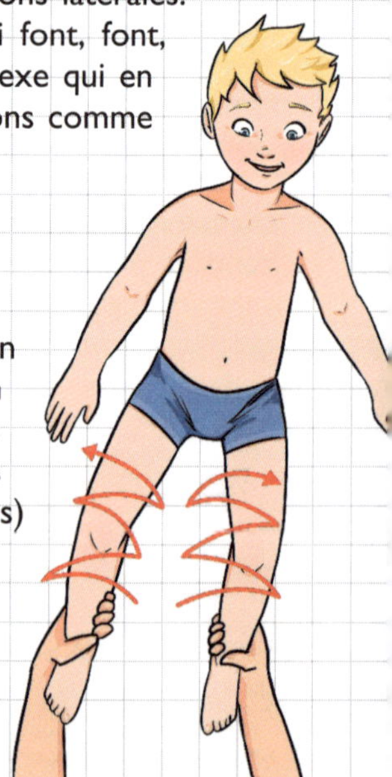

❸

- **Après, mobilisez ses genoux.** Repliez simplement son genou sur son ventre et réalisez des petits cercles dans un sens, puis dans l'autre. Répétez l'enchaînement sur l'autre jambe, puis sur les deux gambettes simultanément 4 !

- **Enchaînez en relâchant son bassin.** Surélevez ses jambes jointes à 90° et faites des petits mouvements de haut en bas 5, puis de droite à gauche avant de le reposer en « feuille d'automne » (voir le bonus page ci-contre) 6 !

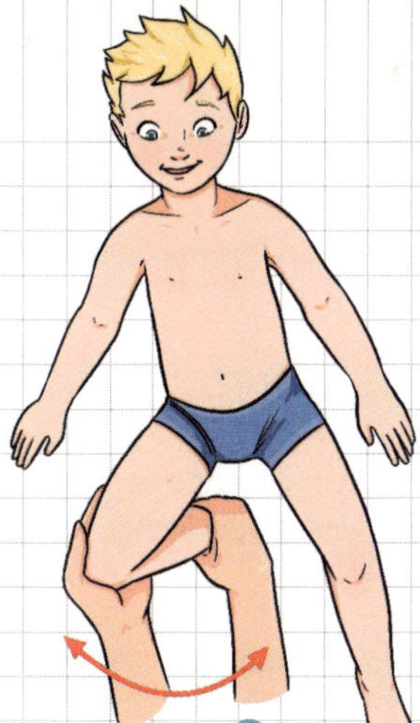

4

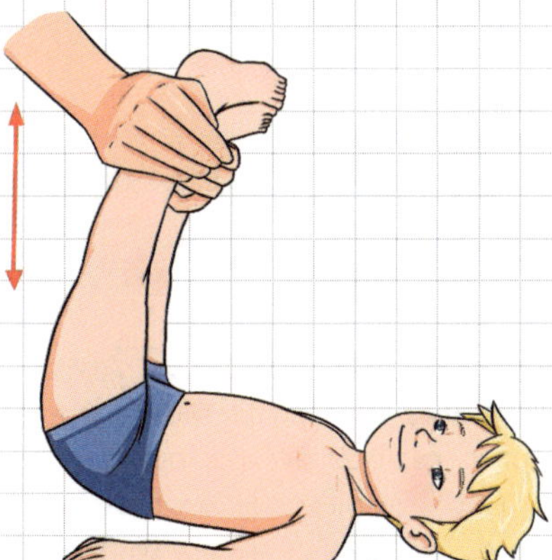

5

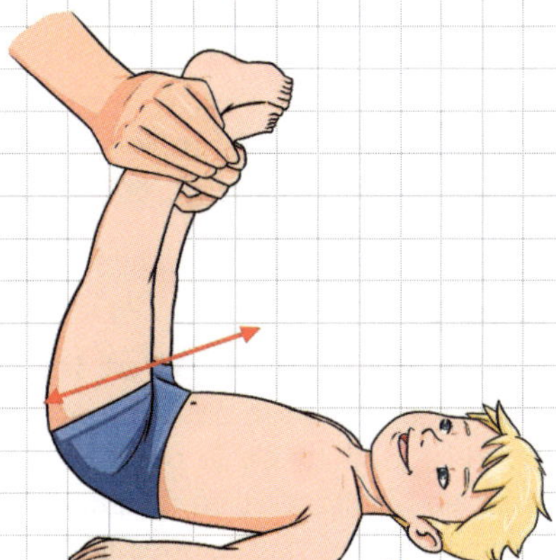

6

- **Enfin, finissez par les pieds** en réalisant des rotations de droite à gauche, puis de gauche à droite avec sa cheville 7. Sur le même pied, aidez votre bambin à pointer puis à fléchir les orteils en l'accompagnant avec votre main 8. Enfin, réalisez des petits lissages (comme le Shantala) de la plante et des doigts de pied 9.

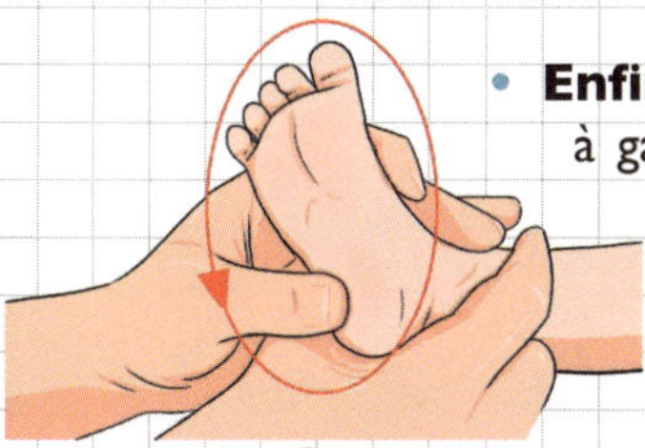

7

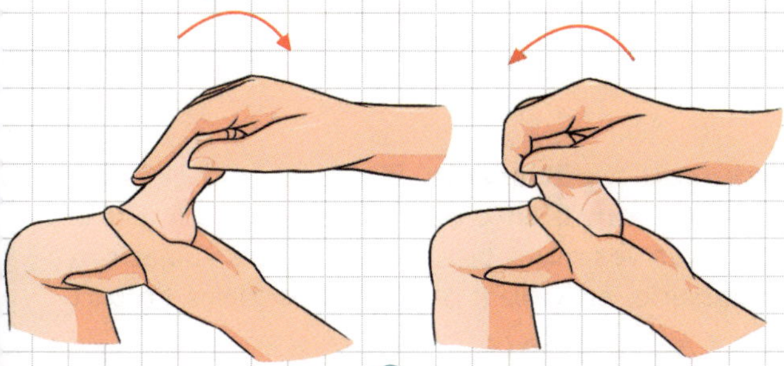

8

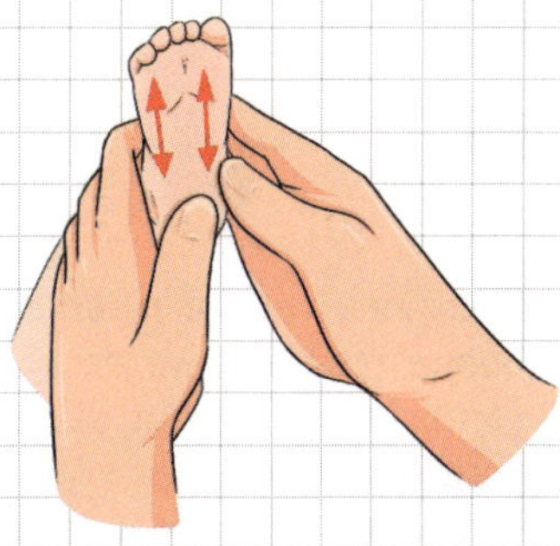

9

Et ensuite ? Renouvelez l'enchaînement sur le second pied, avant de réaliser quelques mouvements de serpent et de refaire tanguer ses jambes, puis son buste, pour faire une transition vers ses bras.

3. Je navigue des bras aux mains !

Vous ramez encore pour intégrer tous les mouvements de ses petites jambes ? Rassurez-vous, vous devriez désormais vous balader… ou presque !

C'est compliqué… Je continue ?
D'un côté, vous avez l'impression de devoir réviser la relaxation coréenne comme votre bac, et de l'autre, votre bambin a du mal à se mettre dans le bain (normal, c'est tout nouveau). Tentée d'abandonner ? N'oubliez pas tous les bienfaits de la relaxation coréenne :
- elle assouplit les muscles et les articulations ;
- elle améliore les circulations énergétique, sanguine et lymphatique ;
- elle apaise le stress et favorise le sommeil ;
- elle apprend le lâcher-prise et la confiance en l'autre ;
- elle décrasse les articulations de leurs toxines ;
- et, évidemment, elle aide votre p'tit chou à prendre conscience de son corps !

Les bons gestes

- Commencez par **les vibrations et les balancements des bras.** Attrapez sa main entre les vôtres et secouez doucement son mini-bras tout en le montant et en le descendant ❶. Puis, à partir de la position de départ, réalisez des petites spirales avec son bras, toujours en montant et en descendant pour solliciter l'articulation de son épaule ❷. Terminez le mouvement à quelques centimètres du matelas et laissez tomber doucement son bras comme précédemment ❸.

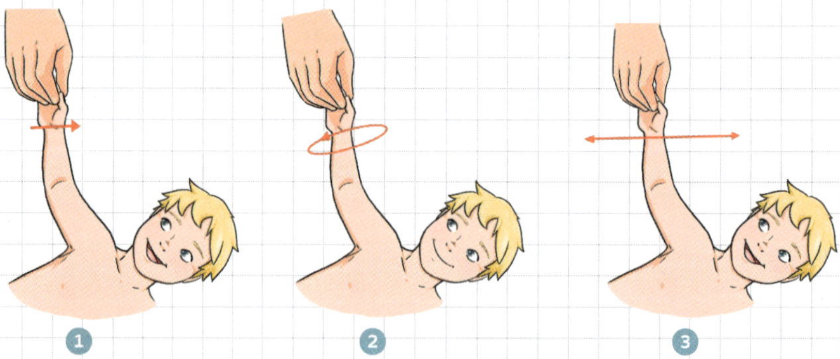

- Enchaînez avec **le pétrissage et le rouleau à pâtisserie.** Placez les bras de votre bonne (petite) pâte de part et d'autre de son corps, en croix. Commencez par pétrir son bras en réalisant de grandes pressions avec vos mains bien à plat ❶, puis roulez son petit bras comme si vous faisiez de la pâtisserie, en veillant à garder vos mains de part et d'autre de son coude ❷.

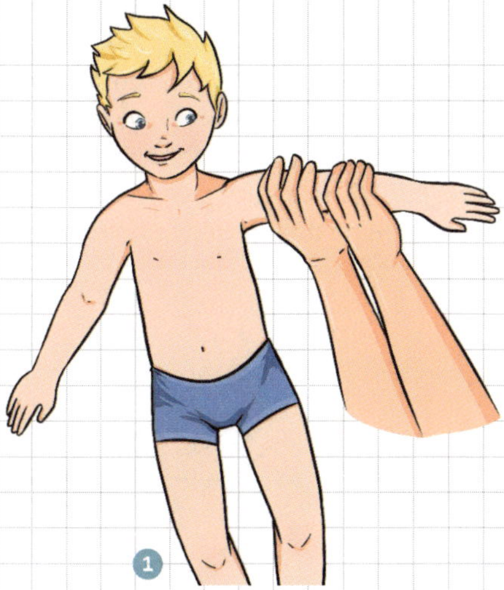

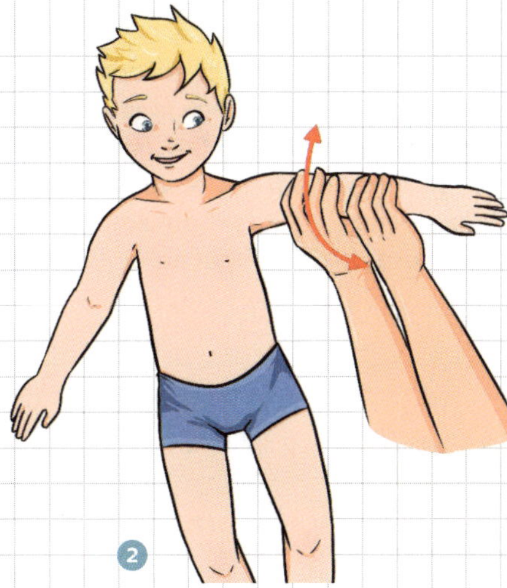

- Après le bras, **passez au poignet.** Posez son coude sur le lit, dans le prolongement de son épaule, surélevez son avant-bras et maintenez-le en plaçant vos paumes de chaque côté. Repoussez son bras en douceur en jonglant avec vos mains (comme le tangage). Si son poignet se balance nonchalamment, c'est tout bon 3 !
- **Finissez par la main.** Après avoir secoué tout son bras en douceur, lissez l'intérieur de la paume de sa main, puis chaque doigt un par un, comme dans le rituel Shantala.

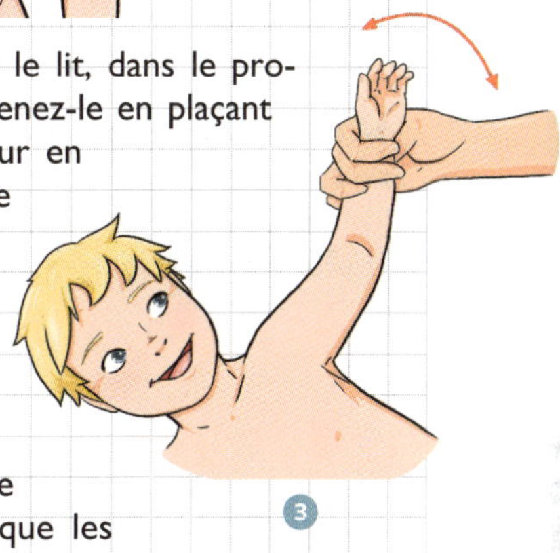

Et ensuite : renouvelez l'enchaînement sur l'autre bras et l'autre main, puis sur les 2 bras simultanément (en ne conservant que les vibrations et les spirales).

Et le bon rythme dans tout ça ?
Bonne nouvelle ! Avec la relaxation coréenne, pas besoin d'être précis ! L'essentiel est d'y aller au feeling. Introduisez progressivement chaque mouvement dans vos séances : réalisez-le une fois et répétez-le si votre petit chou est réceptif, en veillant évidemment à respecter sa forme et ses envies !

4. Je finis mon périple avec le visage et le cou

Dernière étape de la relaxation coréenne : la tête. Placez-vous derrière votre bébé, toujours allongé sur le dos, et c'est parti !

Les bons gestes

- **Commencez par les étirements.** Posez vos paumes sur ses épaules et faites des petites poussées vers le bas avant de glisser vos mains sous ses omoplates et de décoller délicatement une épaule, puis l'autre, du matelas. Passez ensuite les mains sous sa petite tête et étirez doucement sa nuque vers vous avant de la reposer sur le matelas.

- **Passez au visage.** Placez d'abord vos mains sur chacune de ses tempes et balancez doucement sa tête de droite à gauche pour créer une oscillation ❶. Ensuite, lissez son front, comme pour le Shantala (voir p. 29) : tracez trois lignes imaginaires à la base des cheveux, au milieu du front et au-dessus des sourcils ❷. Enchaînez en massant ses tempes avec deux doigts en petits mouvements circulaires, avant de finir les lissages sous les yeux, au niveau du nez, de la bouche et sous le menton ❸.

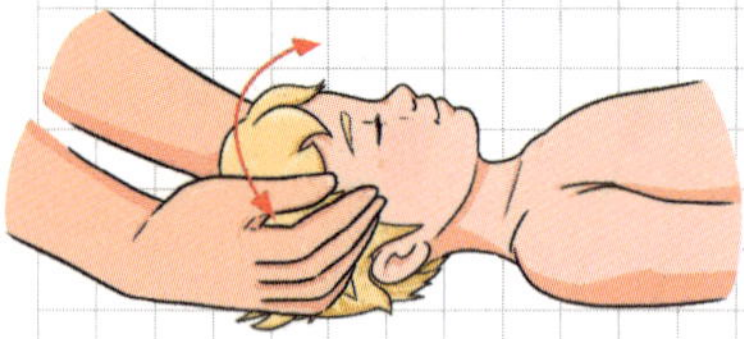
❶

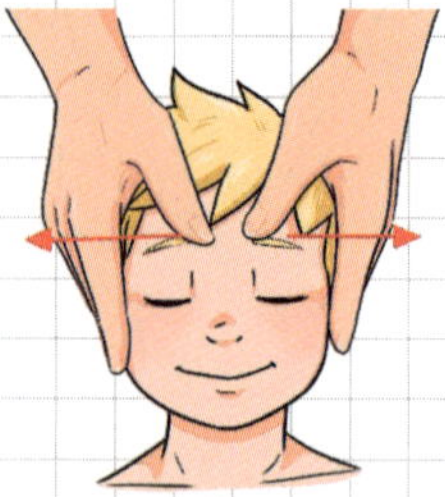
❷

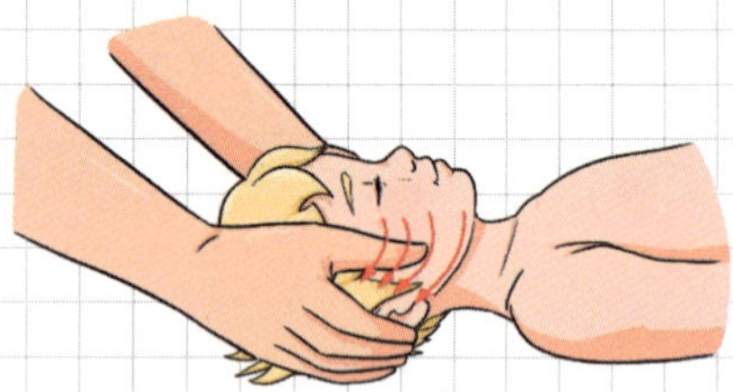
❸

- **N'oubliez pas ses petites oreilles !** Massez-les en réalisant des petits cercles et en partant des lobes vers le haut ❶. Enfin, réalisez un massage du crâne en « shampooing » avec la pulpe de vos doigts et finissez en peigne en écartant les doigts et en lui caressant la tête de la racine des cheveux vers l'arrière ❷.

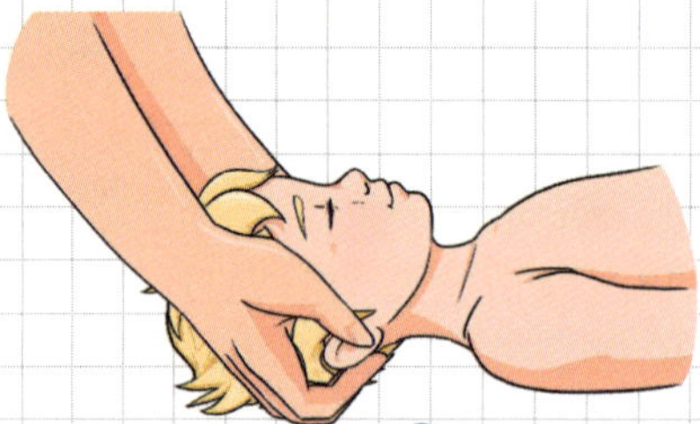
❶

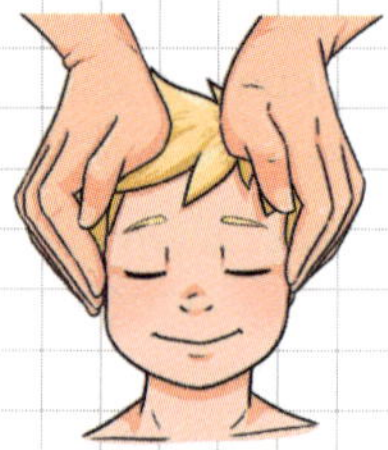
❷

Il ne veut plus se faire masser : qu'est-ce que je fais ?

Voilà, c'est fini : votre grand a décidé qu'il était largement temps d'arrêter vos lubies de maman pour le laisser jouer avec son copain Jean. Mais comment prolonger la fusion si vous n'avez plus droit à vos sessions ? Quelques pistes à creuser en fonction de ce que le massage vous a apporté !

Vos séances de massage les plus magiques ont eu lieu quand…

- vous étiez en congé maternité ou en RTT !
- votre bébé était collé à vous comme une moule à son rocher.
- à sa manière, votre lardon en redemandait !

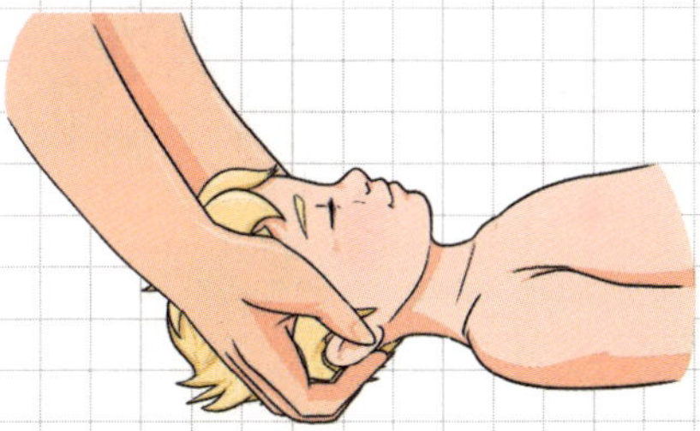

Parfois (souvent), vous enviez chez vos amis…

- l'avalanche de bisous à laquelle ils ont droit à l'heure d'aller au lit.
- la curiosité de leur petit génie.
- le calme ambiant (comment ça, les enfants jouent sans faire de bruit ?).

Masser votre bébé, vous ador(i)ez. Mais ça, c'était avant de devoir…

- batailler pour lui couper les ongles de pied.
- dire à votre aîné que non, Slime et massage ne font pas bon ménage.
- mettre un panneau « Ne pas interrompre » sur la porte de la salle de bains.

Pour votre prochain voyage en famille, vous rêvez…

- de la plage, des pâtés, des cocotiers.
- d'une maison en Provence avec les cigales en (seule) musique d'ambiance.
- d'un séjour all inclusive où il n'y a qu'une chose à faire : profiter !

Depuis que vous êtes maman, vous avez eu des pincements au cœur par milliers, mais rien ne vous chagrine plus que de…

- ne pas le voir de la journée parce que la vôtre s'est éternisée.
- le voir énervé, le soir, parce qu'il est lessivé.
- le voir enrager parce qu'il ne parvient pas à accomplir ce qu'il voudrait.

Pour votre prochain cadeau de la fête des Mères, vous rêvez…

- d'un bain, un bon bouquin et de 2 heures sans bambin.
- d'un bon pour une sortie en amoureux rien que tous les deux : vous et votre petit !
- d'un collier de nouilles, d'un quatre-quarts maison : une de ses créations !

À l'heure de prendre des bonnes résolutions, vous décidez de…

- revoir votre planning : moins de réunions et plus de temps avec les enfants.
- être plus curieux, plus aventureux (avec les petits aussi).
- laisser le stress de la journée devant le pas de votre porte (ou au moins d'essayer).

Vos réponses

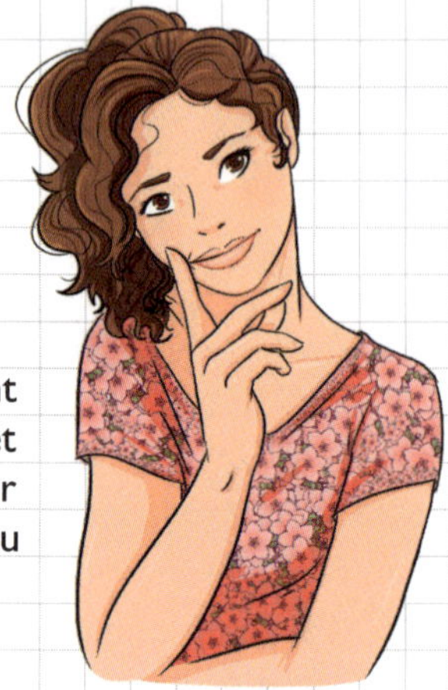

Vous avez une majorité de ✩ : détendez-vous (ensemble) !

Pour vous, le massage de votre bébé, c'était… un pur moment zen ! Votre petit monstre avait peut-être hurlé toute la journée, vous aviez sûrement eu envie de tout plaquer, vous étiez évidemment exténuée… mais ces 5, 10 ou 15 minutes de massage vous permettaient de vous ressourcer et de repartir du bon pied !
Remplacez le massage par… les pratiques énergétiques, qui s'ouvrent désormais aux tout-petits. Le yoga, la méditation, la sophrologie et même la relaxation coréenne (voir p. 85), sont autant de pistes pour continuer à décompresser en famille tout en aidant votre petit chou à gérer son stress et ses émotions.

Vous avez une majorité de 🍃 : créez (à plusieurs) !

Pour vous, le massage de votre bébé, c'était… un moment de découvertes et de sensorialité ! Sentir le parfum des soins, savourer la sensation de l'huile sur sa petite peau tout en voyant votre poussin s'éveiller et découvrir son corps… Vraiment, cela n'avait pas de prix !
Remplacez le massage par… d'autres activités pour éveiller ses sens et son imagination. La pâte à modeler, les bacs sensoriels, les ateliers de pâtisserie, les dégustations à l'aveugle, les boîtes à odeurs… Il y a mille et une pistes pour titiller sa curiosité ! Vous allez vous régaler ! Vous ne savez pas par où commencer ? Plongez-vous dans l'*Explorateur nu* (pour les plus petits) ou dans *Mon p'tit cahier Montessori*, quand il grandit (références p. 95).

Vous avez une majorité de ☼ : profitez !

Pour vous, le massage de votre bébé, c'était… un rendez-vous VIP. Malgré des journées qui duraient une éternité, les pannes de la machine à café, les grèves de la RATP, vous gardiez toujours le sourire parce que vous saviez que vous aviez devant vous ce pur moment de félicité à deux !
Remplacez le massage par… des créneaux dans votre agenda réservés à votre tout-petit ! Programmez un rappel, forcez-vous à partir du bureau, rangez tablettes et portables : cette heure-ci n'est que pour vous et votre tout-petit, sans court-circuit. Au programme : une glace au parc, un marathon d'histoires, une partie de dînette… peu importe tant que vous restez concentrée sur le plus important, votre enfant.

Bilan

Après des semaines de massage, vous devez vous rendre à l'évidence : quelque chose a changé ! Et c'est vrai, grâce à ce toucher presque enchanté, vous avez tous les deux grandi ! Rassuré, apaisé, votre petit conquérant a appris à dompter son corps et s'est préparé, avec le massage, à de nouvelles conquêtes : le retournement, les premiers déplacements et l'invasion de son environnement. Quant à vous, vous avez pris confiance en vos nouvelles compétences ! À voir son petit sourire béat à la fin de votre rituel Shantala, plus de doute : vous lui apportez tout ce dont il a besoin… et pas seulement en termes de soins !
Mais, plus que tout peut-être, ces heures passées à le masser vous ont rapprochés. Vous ne pensiez peut-être pas que c'était possible. Après tout, quand vous l'avez pris dans vos bras pour la première fois, vous vous êtes sûrement demandé comment on pouvait autant aimer ? Et pourtant, force est de constater que, s'il y a bien une chose qui a poussé plus vite que votre petit haricot au cours de ces dernières semaines (voire de ces derniers mois), c'est bien votre attachement !
Évidemment, comme tous les moments magiques, vous aimeriez que le massage de votre bébé puisse durer, mais vous savez au fond de vous que ce serait trop beau ! Alors, certes, vous allez devoir progressivement renoncer à vos petits rendez-vous tactiles en tête-à-tête. C'est même peut-être déjà fait ! Rassurez-vous : ce n'est pas parce que votre tout-petit cherchera bientôt l'autonomie à tout prix que vous perdrez la si belle complicité que le massage vous a apportée ! Bien au contraire : maintenant qu'il est conditionné, il y a fort à parier que vous pourrez profiter d'une histoire éternelle de tendresse et de baisers !

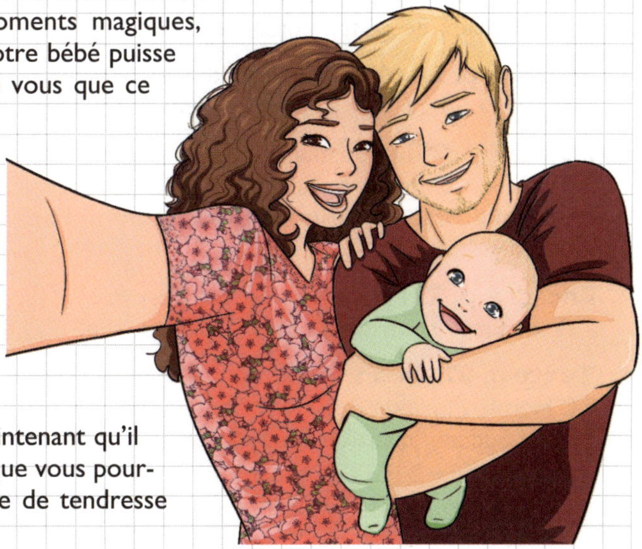

Références

1. **Encadré p. 9.** Patty Van Cappellen, Baldwin M. Way, Suzannah F. Isgett, Barbara L. Fredrickson, « Effects of oxytocin administration on spirituality and emotional responses to meditation », *Social Cognitive and Affective Neuroscience*, Volume 11, Issue 10, 1 October 2016, Pages 1579-1587, https://doi.org/10.1093/scan/nsw078

2. **Encadré p. 11.** Cheng CD, Volk AA, Marini ZA. Supporting Fathering Through Infant Massage. *The Journal of Perinatal Education*, 2011, 20(4):200-209.doi : 10.1891/1058-1243.20.4.200.

3. **Texte p. 22.** L. VAIVRE-DOURET*, D. ORIOT, P. BLOSSIER, A.G. PY, M.A. KASOLTERPERE, J. ZWANG, S. KAYEMBA KAY'S, B. GOLSE, « Bénéfices des stimulations multimodales et de l'application d'huiles végétales sur des nouveau-nés prématurés ». A.N.A.E., 2009 ; 104-105 ; 417-428.

4. **Encadré p. 56.** Définition des coliques dite de Rome III, consensus de spécialistes internationaux de gastro-entérologie pédiatrique se réunissant à Rome.

5. **Encadré p. 60.** Weizman Z, Alkrinawi S, Golfarb D, Bitran C. « Efficacity of herbal tea preparation in infantile colic ». *J Pediatr*, 1993, 122:650-2.

6. **Encadré p. 75.** RuthFeldman, Zehava Rosenthal· Arthur I. Eidelman, « Maternal-Preterm Skin-to-Skin Contact Enhances Child Physiologic Organization and Cognitive Control Across the First 10 Years of Life », *Biological Psychiatry*, Volume 75, Issue 1, 1 January 2014, Pages 56-64.

7. **Encadré p. 77.** Hunziker UA and Barr RG, « Increased carrying reduces infant crying: a randomized controlled trial », *Pediatrics*, 1986, 77(5):641-8.

8. **Texte p. 82.** Anna S. Pease, Peter J. Fleming, Fern R. Hauck, Rachel Y. Moon, Rosemary S.C.Horne, Monique P. L'Hoir, Anne-Louise Ponsonby, Peter S. Blair, « Swaddling and the Risk of Sudden Infant Death Syndrome: A Meta-analysis », *Pediatrics*, Mai 2016.

Bibliographie

Alain Horvilleur, *Guide familial de l'homéopathie,* Le Livre de Poche, 2017.
Julien Kabeick, *Slow Cosmétique pour toute la famille,* Leduc.S, 2017.
Sylvie et Noémie d'Esclaibes, *Mon petit cahier Montessori,* Solar, 2017.
Sophie Dumoutet, *le Guide des massages de bébé,* Larousse, 2016.
Danielle Belforti, Kiran Vyas, Sandrine Lemassson, *Mon cours de massage pour les bébés,* Marabout, 2016.
Marie-Claude Delahaye, *le Livre de bord de la future maman,* Marabout Poche, 2016.
Sylviane Deymié, *Massages pour mon bébé,* Hachette Pratique, 2014.
Laurence Vaivre-Douret, *la Qualité de vie du nouveau-né ; corps et dynamique développementale,* Odile Jacob, 2013.
Maria Mercati, *Massage chinois pour les bébés et les tout-petits,* Le Courrier du Livre, 2009.
Alan Health, Nicki Bainbridge, *Baby Massage: the Calming Power of Touch,* DK, 2004.
Frederick Leboyer, *Shantala ; un art traditionnel, le massage des enfants,* Le Seuil, 2004.
Jean Epstein, Chloé Radiguet, *l'Explorateur nu,* Éditions Universitaires, 1999 (réédition en 2016).

Carnet d'adresses

Association française du massage pour bébé : http://www.massage-bebe.asso.fr/
Association des professionnels en ayurvéda : https://www.ayurveda-france.org
Association française de pédiatrie ambulatoire : https://afpa.org/
Slow Cosmétique : https://www.slow-cosmetique.com/
Aroma-zone : https://www.aroma-zone.com/

La Maison des Maternelles en quelques clics...

- en replay : https://www.france.tv/france-5/la-maison-des-maternelles/
- sur Youtube : https://www.youtube.com/channel/UCIPYAUOsPwGooCilzojYvlA
- sur Facebook : https://www.facebook.com/LaMaisonDesMaternelles/
- sur Twitter : @LMDMF5

Remerciements

Merci au Dr Caroline Deiller pour son expertise et ses retours bienveillants.

Découvrez tous nos cahiers pratiques et notre catalogue sur :
www.solar.fr

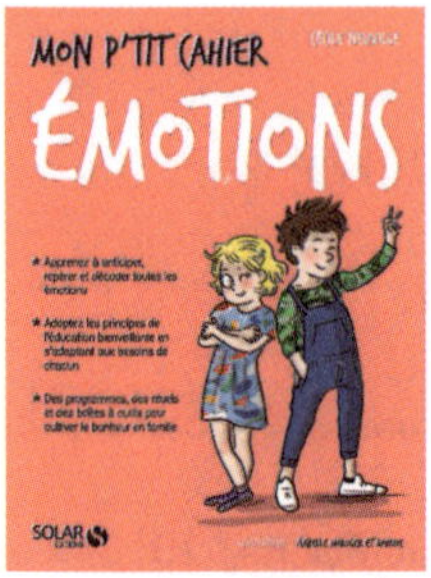

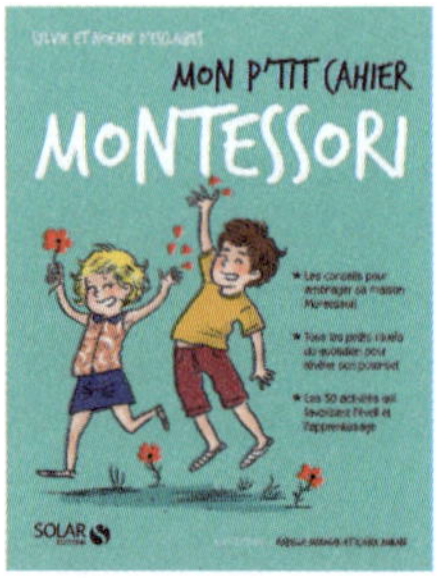

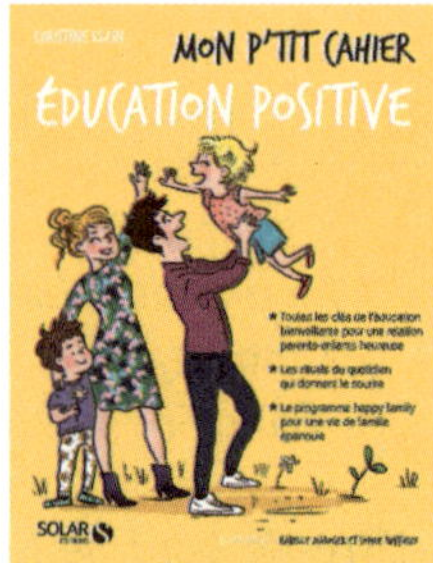

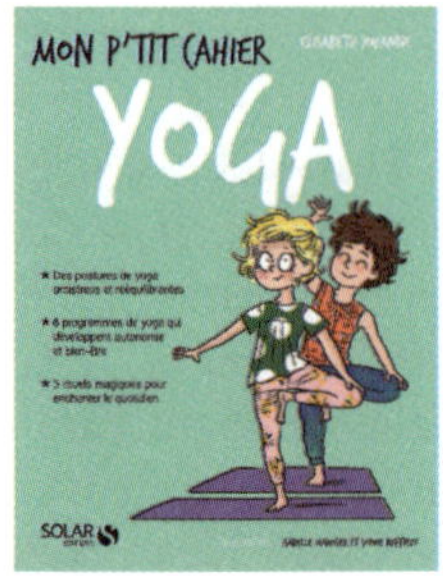

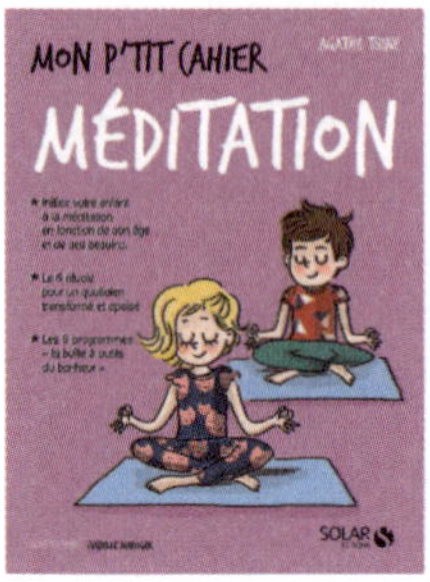

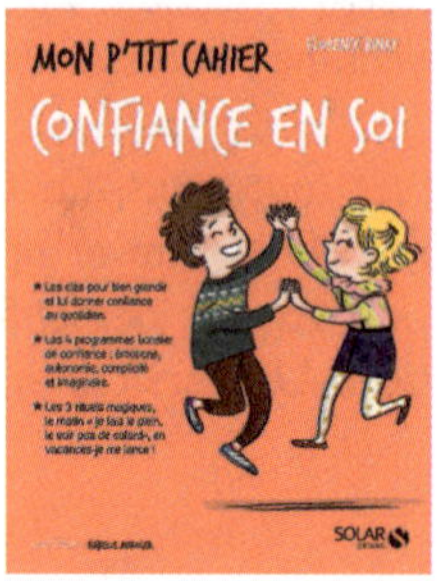

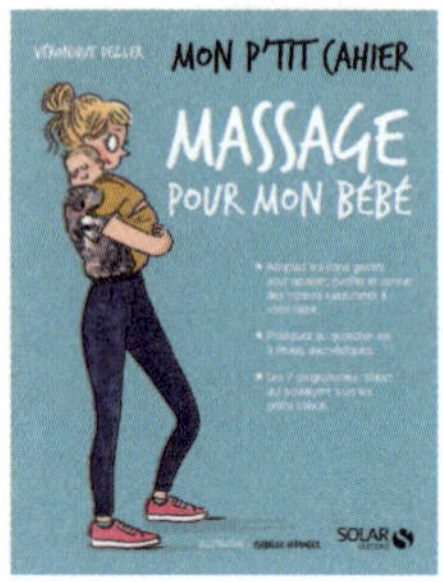

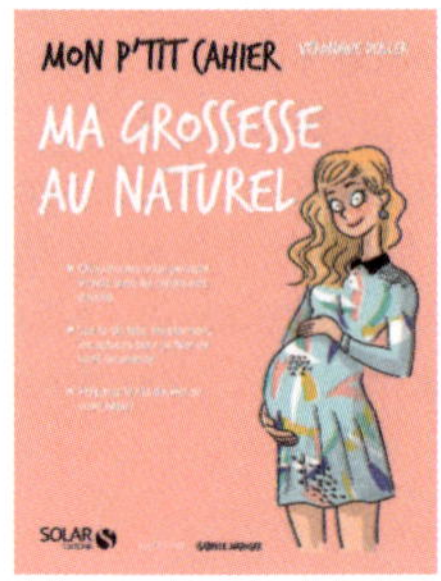

Direction : Jean-Louis Hocq
Direction éditoriale : Suyapa Hammje
Édition : Marion Guillemet
Corrections : Chloé Chauveau
Conception et mise en couleur de la couverture : Stéphanie Brepson
Mise en pages : Nord Compo
Fabrication : Céline Premel-Cabic et Laëtitia Monfort

ISBN : 978-2-263-15525-3
Code éditeur : 515525
Dépôt légal : mai 2018
Imprimé en France par Champagne

HarmonieSolar

harmonie_solar

Solar | un département **place des éditeurs**

place
des
éditeurs